# LE
# JUSTE SOIN

*Collection dirigée par Jean-Paul Chagnollaud,*
*Bruno Péquignot et Xavier Richet*

Chômage, exclusion, globalisation… Jamais les « questions contemporaines » n'ont été aussi nombreuses et aussi complexes à appréhender. Le pari de la collection « Questions contemporaines » est d'offrir un espace de réflexion et de débat à tous ceux, chercheurs, militants ou praticiens, qui osent penser autrement, exprimer des idées neuves et ouvrir de nouvelles pistes à la réflexion collective.

**Dernières parutions**

Louise FINES, *Mouvements sociaux et émeutes en prison*, 2020
Yves GUERMOND, *La citoyenneté à travers la géographie*, 2020
Erik LOUIS, *Pour en finir avec le peuple*, 2020
Yvon QUINIOU, *L'inquiétante tentation de la démesure, L'homme face à la nature et à lui-même*, 2020
Roger BENJAMIN, *Fondement philosophique et social du socialisme*, 2020
Dominique VIDAL (dir.), *Les nationalistes à l'assaut de l'Europe*, 2020.
Alexandre BAUMANN, *Effondrement, burn-out et échec scolaire*, 2020.
Romain STEFFENONI, *Antispécisme, l'animal moral*, 2020.
Abdoulaye NGOM, *Migration clandestine sénégalaise vers l'Europe. Enjeux, déterminants et perspectives*, 2020.
Charles Perez, Karina Sokolova, *Prison numérique. Mise en lumière de quelques nuances sombres de notre société numérique*, 2020.
René MUZALIWA MASIMANGO, *La juridification du politique*, 2020.
René MUZALIWA MASIMANGO, *Enjeu des théories des crises politiques*, 2020.
Jacques LANGLOIS, *Du système libéralo-capitaliste moderne*, 2020.

Dr Georges-Olivier Carissimo

# LE JUSTE SOIN

## Adapter le système de santé à la réalité épidémiologique et démographique

L'Harmattan

lejustesoin@gmail.com


**5-7, rue de l'École-Polytechnique – 75005 Paris**
www.editions-harmattan.fr
ISBN : 978-2-343-21048-3
EAN : 9782343210483

*Le bien central pour tout homme*
*est la libre disposition de soi.*
Simone Weil

*On va toujours trop loin pour les gens qui vont nulle part.*
Pierre Falardeau

# Avant-propos

Si un accord général existe pour constater la situation alarmante du système de santé, rares sont les propositions de solutions globales, et plus rares encore sont les analyses diagnostiques sinon celles décrivant des dysfonctionnements recensés secteur par secteur.

Le système, en effet, est excessivement cloisonné et ne cherche de solution que pour le seul périmètre de ses secteurs considérés tour à tour. Ainsi perdurent les segmentations : l'hôpital et la ville, le public et le privé, le sanitaire et le médico-social, le médical et le social pour les grandes séparations qui sectionnent le système de santé, mais aussi pour chaque compartiment de chacun des segments (urgences et autres services, généralistes et spécialistes, communes, départements et régions…). Chaque village a son clocher et des intérêts supposément différents de ses voisins.

Dans ce désordre, les propositions affluent et les réformes se succèdent au grès des arbitrages toujours bien plus liés aux circonstances et à l'état de l'opinion qu'à une quelconque vision d'avenir qui pourrait être partagée par les acteurs du système.

Le texte proposé ici a la prétention d'une vision globale et les limites d'une telle vision. Forcément prétentieux, puisqu'il prétend tout dire et tout régler, il ne règle évidemment rien. Tout au plus éclairera-t-il le débat d'un jour nouveau et décalé pour ceux qui se donneront la peine de s'y intéresser. C'est un appel. Un appel à la critique argumentée et au travail de tous, dans l'intérêt de tous. Les acteurs de la santé souffrent trop alors que les malades cherchent ailleurs, et souvent à grands frais et à grand danger, ce qu'ils ne trouvent plus dans le système tel qu'il fonctionne : un suivi de proximité qui ne rejette pas les acquis de la science, un suivi qui tient compte de leur propre souhait, un suivi défini ici comme le soin ajusté.

Après une tentative d'explication par le fait épidémiologique et démographique, trop souvent négligé ou marginalisé dans les causes explicatives des difficultés d'aujourd'hui, ce texte se propose de décrire et de délimiter une pratique clinique permettant, effectivement, de placer le patient au centre du processus de mise en santé. Il décrit une technique qui permet de s'affranchir des limites et des conséquences cliniques et organisationnelles imposées par le choix de la norme comme référence pertinente de la qualité, sans pour autant renoncer aux acquis de la connaissance scientifique.

Une ébauche politique, le juste soin, vient ensuite. Son objet est de permettre la mise en œuvre du soin ajusté tel qu'il est décrit auparavant. Le parti pris est de transformer le principe organisateur du système (la pertinence normative et le centralisme hospitalier) afin de provoquer la mise en mouvement de tous les acteurs sans laquelle aucune transformation adaptative ne se produira. L'offre de soins s'en trouve radicalement modifiée tout comme les hiérarchies imposées et cultivées. L'ajustement des soins aux besoins du patient est la seule garantie que puisse exister une juste utilisation des moyens disponibles.

À ceux qui veulent croire encore à l'excellence du système et qui voudraient le rendre soutenable, ce texte vient dire l'insuffisance d'une telle affirmation. L'excellence du système de santé français n'est plus qu'un vieux souvenir entretenu par une vision passéiste et une représentation caduque de la santé. Les mythes du *bon soin* et de la *bonne mort* sont devenus des dogmes dont la persistance trompe l'espérance d'un changement nécessaire. Il s'agit de déconstruire ces mythes. On aurait pu dire de changer de paradigme si cette formule n'était pas, tout comme le système, usée jusqu'à la corde.

# Sommaire

CHAPITRE 1

# Inspirations

Ce texte est une inspiration. Il a le défaut d'une expression détachée de toute contingence mais aussi, je l'espère, sa qualité ; celle de faire le pas de côté nécessaire à tout vrai changement de perspective.

On ne s'étonnera pas de ne trouver aucune référence. D'une part, la situation des systèmes de santé des pays développés et, en particulier, celle du système français est connue, largement décrite et source d'un mal-être que nul ne pourrait nier sans mauvaise foi. D'autre part, et par définition, les idées neuves, sans venir de nulle part, ne sont pas encore exprimées, en tout cas pas sous la forme d'une politique générale que ce texte prétend exposer.

## Accord général sur la situation « catastrophique »

En 2018, La situation pouvait encore apparaître comme « préoccupante ». Le docteur Bouet, président du Conseil national de l'Ordre des médecins, l'exprimait d'une manière très claire et éloquente : « *la situation se dégrade. Il y a urgence. Les patients comme les médecins sont témoins de dysfonctionnements majeurs. Le système va aujourd'hui en se dégradant. Il est devenu anachronique. Il ne répond plus ni aux attentes, ni aux besoins des patients et de leurs médecins.* » Il ajoutait : « *le système reste figé alors que la société, elle, ne cesse d'évoluer.* » Tout était dit.

En 2019, L'analyse de la situation permettait de décrire le système de santé comme étant confronté à deux difficultés.

D'une part, que la polymorbidité, c'est-à-dire la chronicisation et la multiplication par individu des pathologies, mettait en cause l'organisation basée sur la notion de filières guidées par le seul diagnostic. D'autre part, que le passage d'une société à deux, parfois trois générations à une société à trois, souvent quatre générations, ne pouvait être sans conséquence sur l'organisation chargée de réguler les interdépendances solidaires. Ces difficultés permettaient déjà de constater que l'organisation maintenue du système de santé, historiquement efficace, majorait les coûts et les risques liés aux soins faute d'une prise en compte du fait épidémiologique qu'est la polymorbidité et du phénomène démographique qu'est la longévité. La longévité, d'autre part, était déjà signalée depuis longtemps comme mettant sous tension les solidarités intergénérationnelles dont le système de santé dépend étroitement.

Fin 2019, les zones où l'accès à l'offre de soins était difficile voire inexistant - les « déserts médicaux - faisaient l'objet de débat, d'invectives et de promesses absurdes d'autant plus stériles que, quelques mois plus tard, à l'occasion de la crise épidémique du Covid-19, sera fait le constat d'une offre de soins partout dépassée obligeant à des choix dramatiques. La crise sanitaire, provoquée par l'épidémie du Covid-19, aura surtout montré l'importance du lien existant entre le système de santé et les potentialités socio-économiques d'une collectivité.

L'état catastrophique des systèmes de santé des pays dit avancés ne fait plus guère de doute. Il s'explique par la persistance d'un dogme installé sur des anciennes réussites et la croyance persistante que rien ne change ou même que rien ne devrait jamais changer. Le mythe fondateur de ce dogme est qu'à une pathologie diagnostiquée corresponde une séquence de soin et une seule : la bonne ; et qu'une fois LE diagnostic établi (l'ensemble des critères pour celui-ci obtenus) tout serait résolu, le patient n'ayant plus qu'à suivre un parcours dédié, fléché et balisé. Sur ses réussites, le mythe du « bon soin » s'est imposé comme principe organisateur et persiste alors même que les preuves s'accumulent de son inefficience. En effet, pour les personnes souffrant de polypathologies chroniques, une organisation basée sur le principe qu'à chaque pathologie correspond un traitement ne fonctionne pas et ne peut pas fonctionner. Par définition, chez ces personnes, les diagnostics se sont accumulés et les pathologies se sont chronicisées. Devenues difficiles à cerner et à prendre en soin, elles posent au système des difficultés que ni les gestionnaires ni les médecins ne peuvent résoudre dans une organisation fondée sur l'idée que toutes les pathologies et leurs symptômes sont constamment escamotables. La répétition, dès lors, des recherches de diagnostic et de traitement chez un nombre de plus en plus important de malades ne fait qu'augmenter les dépenses de réalisation et complexifie des situations, lesquelles sont décrites comme « envahissantes ». Dans un tel contexte, les malades définis « hors critères », entendons « n'ayant pas les critères d'approbation pour entrer dans une filière dédiée », ne peuvent être alors que désignés comme fautifs et inexcusables d'exister. Cela explique la politique, désormais assumée, d'une prévention autoritaire et celle, plus sournoise, de relégation plus ou moins assurée de ces malades. L'idée constante est que le système, tel qu'il est, reste excellent et que le problème vient des malades qui s'amoncellent à chaque embranchement du parcours. Dès lors, tout est fait pour qu'ils restent en dehors, les critères d'inclusion étant aussi des critères d'exclusion.

Ce dogme du bon soin fabrique une organisation tout aussi inopérante en période d'incertitude telle qu'on a pu la connaître lors de la crise du Covid-19. Chacun, à tous les niveaux, ne fait alors que rechercher des solutions paramétrables et applicables de manière générale et de façon standardisée. Chacun a pu constater l'inflation de notes, de procédures et autres textes réglementaires, lesquels se contredisaient les uns les autres, changeant à mesure de l'évolution de la crise, souvent avant même que leur application soit effective. Sans critères préétablis, sans parcours inscrit dans le marbre, plus personne ne semblait pouvoir faire face sans l'avis d'un supérieur ou d'une autorité. Oubliant que des dispositifs existaient, qu'ils étaient pourvus de fonctionnalités certifiées et qu'ils pouvaient être utilisés hors l'usage prévu puisque, dans ce cas-là, rien n'était attendu. Des possibilités d'action et de réponse sont restées sans emploi ou même à contre-emploi. On pense, ici, à la gestion des dispositifs protecteurs ou anti-projections (les fameux masques) dont la gestion, particulièrement en France, a été carnavalesque.

Empêcher les malades complexes d'accéder au système de santé, au prétexte constaté qu'ils y sont mal soignés et non avoué qu'ils y coûtent trop cher, est aujourd'hui la politique conduite sans aucun état d'âme. Là aussi la crise du Covid-19 aura montré avec quelle bonhomie le sacrifice des plus malades d'entre nous pouvait être envisagé par certains. Cette même politique est même couverte par les différents comités d'éthique qui finissent par accepter l'inexcusable au nom du principe du moindre mal. Les dogmes ont souvent le mauvais goût de persister sous les meilleures intentions du monde. Beaucoup d'entre nous, et de bonne foi, se refusent à voir les causes et les conséquences de l'inadaptation du système à la situation épidémiologique et démographique. Provoqué par sa réussite, l'afflux de malades polypathologiques chroniques quelque fois décompensés met à mal toute l'organisation du système. « Au nom de quoi devrait-on prendre en soin des personnes que l'on ne sait pas soigner? » devient la question première sans que soit interrogée la pertinence d'une organisation au regard du problème que lui posent les malades tels qu'ils se présentent, complexes ou non.

Devant ce constat, la réorganisation du système de santé, selon un principe modifié, devrait être une évidence pour tous. Cela n'est toujours pas le cas malgré le constat des difficultés. Les dogmes ont décidément la vie dure.

## Les résistances au changement

La persistance de la croyance en l'excellence du système français, qui pourtant ne résiste pas aux faits et aux analyses, reste le principal facteur de la résistance au changement : « nous vaincrons parce que nous sommes les meilleurs » semblent nous répéter les tenants de l'attentisme... On connaît le résultat d'une telle attitude, elle précède les débâcles et la crise du Covid-19 en est une. La croyance en l'excellence du système de santé devrait avoir vécu. Il semble bien, cependant, qu'elle persiste dans l'esprit de certains et que les anciennes croyances d'un passé révolu ne manquent pas de reparaître.

### *Vouloir que ça change sans rien changer vraiment : la politique de la coordination*

C'est l'histoire perpétuée de la coordination. L'argument selon lequel les choses iraient mieux si les gens se parlaient, travaillaient ensemble, s'entraidaient ou étaient tout bonnement coopératifs a pourtant fait long feu depuis les années 80 où il était en vogue. Constatons qu'il est difficile de compter sur cela pour que les choses s'améliorent. Voilà 40 ans que l'on réchauffe les ardeurs des acteurs du système de santé avec cette rengaine. Rien qu'en entendant le mot, ils tournent les talons désormais.

Notons même, et c'est à la fois plus grave et plus sérieux, que la recherche d'une meilleure coordination dans le système de santé aura surtout permis une augmentation des coûts de fonctionnement, une augmentation du bureaucratisme et une augmentation de l'épaisseur du « millefeuille », pourtant déjà fort décrié. La coordination, finalement, sert d'alibi, voire même renforce les abus de pouvoir susceptibles d'exister à chaque carrefour du parcours de soin.

Plus que de coordination, il faudrait parler de collaboration et s'interroger sur ce qu'il faudrait changer pour qu'un malade puisse rester en santé malgré les éventuelles pathologies dont il peut souffrir. Le soin ne se limite pas aux traitements curatifs visant la guérison, entendue comme la fin d'une maladie donnée. Devoir bénéficier de techniques éprouvées, tant diagnostiques que thérapeutiques, ne devrait pas imposer un parcours trop souvent chaotique où les évaluations et les remises en cause s'accumulent à chaque changement de lieu de soin ou de vie. La confusion entretenue entre coordination stratégique, coordination opérationnelle et coordination institutionnelle ne fait que témoigner d'une volonté de maintenir les choses en l'état.

### *Vouloir que ça change mais principalement chez les autres : la politique de coercition*

Face à l'échec de la coordination, que l'on ne peut pas déjuger par principe, il a fallu trouver des coupables. La coercition s'est donc installée et continue d'être avancée comme solution à tous les maux du système. Si la coordination ne fonctionne pas c'est que les résistances au changement restent présentes. Il doit donc bien y avoir des résistants à traquer.

Il s'agit donc de surveiller et de punir les prescripteurs qui prescrivent n'importe quoi n'importe quand à n'importe qui, les malades qui consomment n'importe quoi et n'importe comment et qui, surtout, ne tiennent pas compte des déterminants de leur santé, les importateurs, les industriels et autres distributeurs qui s'enrichissent sans se soucier de la santé de leurs clients pourvu qu'ils consomment, les pharmaciens qui font des marges éhontées, l'administration qui ne pilote rien, qui gère de façon anarchique et qui manage à la schlague, les prestataires de soins ou d'accompagnement ou même les bureaux d'études qui se nourrissent du système en multipliant les actes, les prestations et les audits, les politiques qui n'osent affronter la question difficile de la santé faute d'une valorisation électorale possible et qui préfèrent faire appel à des experts, eux-même incapables de sortir du connu... La liste est longue des fauteurs de troubles.

Sinon la suspicion et la défiance généralisée, rien de sérieux ne pourra advenir d'une surveillance coercitive. En vérité, nous sommes tous concernés et chacune de nos pratiques mériterait d'être repensée. Une telle politique ne fait que donner force aux dominants des relations asymétriques et réduit les plus faibles soit à l'obéissance servile, soit à l'évitement. Ceux qui pâtissent le plus de cette situation sont surtout les patients qui, sans qu'ils puissent s'en rendre compte, font les frais d'une organisation où ne rien faire de ce qui n'est pas écrit, prévu et organisé est devenu la règle. Là où la crainte domine, tout se fige.

De fait, la pression normative contrôle les actes et les décisions. La standardisation, le soin dirigé par logigrammes, les filières par monopathologie dûment évaluée et la qualité sous une forme tautologique sont devenus la loi et la morale. La rigidification des procédures et des pratiques opérationnelles ainsi que la méfiance généralisée et la suspicion, s'insinuant partout, aggravent les dysfonctionnements. Ni les soignants, ni les malades ne sont satisfaits. Pas même les politiques et leurs administrations, contraints d'administrer la potion amère sans constater la moindre amélioration sinon la dégradation constante et continue des conditions de travail des soignants et la dégradation, tout aussi constante et continue, de la qualité des soins.

Après avoir cru à la coordination, les tenants de « l'excellence du système » prêchent la défiance et la suspicion généralisée, s'excluant de principe du groupe des « fautifs » qu'ils se plaisent à fustiger. Ceux qui détiennent le pouvoir ont la main libre et ils ne se rendent pas compte à quel point elle est lourde. Comme le dit si bien l'expression consacrée : à ne rien savoir, ils font le mal en grand.

### *Vouloir que ça change mais être pétrifié de peur : l'absence de politique*

La peur du vide, la peur de l'incertitude, la peur d'échouer, la peur du « trop » (trop long, trop difficile, trop compliqué), la peur d'avoir à travailler ou de se confronter à des points de vue critiques. Ce sont les peurs d'une vue sans vision. Le système, aujourd'hui, n'est compensé que par les efforts de ses acteurs avec l'inconvénient de générer davantage de surcoût, d'erreurs, de redondance et de confusion. Le système fonctionne hors du cadre pour lequel il a été pensé à l'origine, en postulant à tort que son organisation reste valide malgré les transitions épidémiologique et démographique. Il dysfonctionne en mission détournée au prix d'une perte notable d'efficience et de qualité. Deux qualités pourtant revendiquées avec outrance et une certaine naïveté par les politiques, leurs administrations et certains syndicats professionnels.

À cette peur du vide s'ajoute la peur de la responsabilité. Chacun des acteurs, refusant d'avoir à rendre compte personnellement de ses décisions et des conséquences de celles-ci, se réfugie derrière une autorité constituée pouvant le dédouaner. Que ce soit une recommandation, une note de service, un comité d'expert, une commission, le processus est toujours le même. Il s'agit de désigner un responsable ne pouvant être coupable, si possible collectif et doté d'une reconnaissance significative ne pouvant être remise en cause. La crise épidémique du Covid-19 aura bien démontré la réalité de ce processus et son effet retardateur sur les décisions à prendre, les circonstances changeant plus vite que le processus décisionnel et sa diffusion. Dès lors ne subsiste qu'un effet de communication désastreux compliquant davantage encore la situation.

Face à ces résistances, toujours très présentes, il y a nécessité d'inventer du neuf et de faire émerger d'autres solutions. Il s'agit de dépasser les fausses solutions, les accusations et les peurs par un travail collectif reposant sur la méthode argumentative. Le juste soin, proposé ici, veut être une part de cette invention. Il est ce pas de côté nécessaire au dégagement de nouvelles perspectives dans lesquelles l'ensemble des acteurs pourront puiser et diriger leur énergie. Sans vision, fut-elle utopique, la politique ne reste que l'administration de l'existant. Elle ne fait qu'arbitrer entre différents groupes d'intérêt qui se contredisent. Il s'agit donc, ici, de faire naître un intérêt commun où chacun pourra puiser le sien.

## Origine du juste soin

Le juste soin n'existe concrètement nulle part et il serait vain de chercher des modèles qui n'existent pas pour une politique qui reste à inventer. Le juste soin, c'est la proposition d'une forme nouvelle, propre à construire, des organisations capables de répondre à la problématique actuelle. Il prend sa source dans de multiples expériences qui en sont l'ébauche mais qui ne sont pas parvenues à en devenir le principe organisateur.

Le juste soin ne part donc pas de rien. Citons ici dix sources d'inspiration. Il en est d'autres.

### LE SOIN INCLUSIF

C'est l'expérience imposée par les malades du SIDA qui a fait vivre concrètement cette notion. Les malades concernés ont très vite souhaité être associés à leurs propres soins et aux recherches concernant leur maladie. Comprenant qu'ils étaient des parias, ils ont pris leur destin en main et imposé leur présence. Depuis, il est admis que l'inclusion des malades, comme partenaires de leur santé, améliore la qualité des soins.

### LES DÉMARCHES DE SOINS

Cela évalue de manière globale, en tenant compte de la définition de la santé de l'Organisation Mondiale de la Santé (OMS), permet de suivre, d'accompagner et de proposer des objectifs de santé aux malades les plus complexes, alors qu'ils restent aporétiques dans le système standard.
Les démarches de soins gériatriques et palliatives, avec mise en œuvre du soin projectif fixé sur des objectifs ciblés en sont l'archétype, sont issues de la recherche infirmière et sont aujourd'hui diffusées, essentiellement, par les instituts de formation en soins infirmiers (IFSI).

## LE SOIN CURATO-PALLIATIF

C'est avec le fameux article paru dans le *New England Journal of Medicine*, en 2010 que la notion de soins curato-palliatifs a fait son apparition théorique. Pratiqués ensemble et en même temps, selon une méthode de démarche de soins, les soins curatifs et les soins palliatifs permettent une augmentation de la durée de vie et de la qualité de vie tout en minorant les coûts de prise en soin.

## LES SOINS DE SUPPORT

La notion des soins de support est aujourd'hui reconnue par tous. Déjà en 1994, cette notion proposait une approche globale du malade et interrogeait la frontière entre palliatif et curatif. En 2020, parler d'un passage du curatif au palliatif pourrait être considéré comme anachronique.

## LA CLINIQUE DE L'INCERTITUDE

Elle est proposée par des psychologues en oncologie. Elle part du constat de la persistance de l'incertitude dans tout processus de soins et dans toute évolution des pathologies, malgré les connaissances accumulées. C'est une proposition forte pour intégrer la vérité du doute dans la pratique soignante et une remise en cause des pratiques mensongères et trompeuses proposées par les vérités prétendument absolues.

## LE DESIGN THINKINK

Le « Design Thinking », qui reprend le soin inclusif sous une forme commerciale, propose une télémédecine inclusive et participative.

## LE MODÈLE BUUTZORG

Le modèle « Buutzorg », traduit «soins de quartier» en français du néerlandais, a été déployé dans un contexte de rejet du bureaucratisme comparable à celui que nous vivons aujourd'hui en France. Il s'implante en métropole progressivement. Le concept repose sur le principe de communauté autonome et autogérée d'une dizaine d'intervenants à domicile, regroupée sous un format associatif, donc particulièrement souple et adaptatif.

Il apparaît que les gains en satisfaction, tant des soignants que des malades, rejoignent les gains en productivité qu'attentent les administrations.

## LE PROGRAMME D'AMÉLIORATION CONTINUE DU TRAVAIL D'ÉQUIPE

Le programme d'amélioration continue du travail en équipe, le pacte dont la Haute autorité de santé (HAS) a terminé la phase pilote en février 2018, devrait être poursuivi compte tenu de son succès. Ce pacte est un outil méthodologique, dont l'objectif est l'amélioration de la sécurité des soins. Cet outil remet au centre des pratiques la notion d'équipe en y incluant le patient. Il vise la transformation des équipes d'experts en équipes expertes, en replaçant l'objectif attendu pour et avec le patient au centre des attentions et de la dynamique.

## L'ÉVALUATION CLINIQUE COMPRÉHENSIVE

L'évaluation clinique compréhensive repose sur la définition de la santé de l'Organisation mondiale de la santé (OMS) et atténue l'effet totalisant des évaluations dites globales, additionnant grilles et critères évaluatifs. Cette évaluation fait partie du concept de soin dit « intégré », notamment défendu par la Société française de gériatrie et de gérontologie (SFGG).

## LES CHARTES DES DROITS ET LIBERTÉS

En particulier celle inventée et largement diffusée par la résidence Yvon-Brunet (Centre d'accueil Henri-Dunant) à Montréal. Motivée par la nécessité éprouvée de contrebalancer les textes réglementaires organisant la vie en collectivité, cinq grands droits de la personne ont pu être dégagés : le droit à l'information, le droit à l'intimité, le droit au respect, le droit à la continuité et, enfin, le droit à la responsabilité et à la participation. C'est l'origine de multiples déclinaisons de chartes, souvent affichées dans nos établissements mais, malheureusement, rarement appliquées.

Toutes ces formes sont prototypiques de ce que l'on pourrait décrire comme le *suivi-accompagnement curato-palliatif continu de première ligne*, qui peut définir le soin ajusté. Il est donc inclusif et projectif et, effectivement, centré sur le patient. Toutes ces formes renoncent et tournent le dos aux soins planifiés et

standardisés tels qu'ils sont proposés aujourd'hui, pour coller à la situation du patient et aux objectifs définis avec lui.
Il s'agit, concrètement et réellement, de mettre le patient au centre du dispositif et, donc, de dépasser l'aspect exclusivement déclaratif d'une formule devenue ritournelle. Une telle forme de soin impose de refonder le système de santé sur la base d'une doctrine stratégique reformulée et totalement nouvelle.
C'est l'objet du juste soin, une politique de santé permettant le soin ajusté.

De manière synthétique, ces propositions reviennent à sortir du modèle analytique normatif (issu d'un passé glorieux) pour aller vers un modèle naturaliste et intuitif qui ne renonce ni aux savoirs scientifiques ni à la bonne gestion. Cela revient à admettre que les situations de soins sont des situations dynamiques, soumises à une pression temporelle, et que toutes les informations ne sont pas toujours présentes, ni même requises, au moment des décisions successives qui construisent le soin, pour et avec le patient en vue de son bien-être. Cela revient à dire que chaque acteur du soin doit retrouver son autonomie et être placé en situation de responsabilité. C'est comprendre, enfin, qu'il faut changer le principe organisateur du système actuel, ce qui revient à changer son paradigme : la croyance, aujourd'hui idéologique, en l'existence, devant chaque diagnostic, d'un traitement univoque permettant la guérison, laquelle est entendue comme la disparition de la maladie ou de ses symptômes.

Au-delà de l'intuition, ici décrite en introduction, le juste soin repose sur des motifs, une définition et une démarche clinique permettant un soin ajusté. Il repose, ensuite, sur une politique permettant sa mise en œuvre concrète et sans faux-semblant. C'est une proposition forte et sans compromission.

CHAPITRE 2

# Les motifs

Le système de santé est en souffrance. La conjugaison d'une croissance économique faible et de la transition démographique le met en situation de rompre sous le poids des contraintes imposées. Trop coûteuse pour permettre l'équité, la qualité des soins globalement baisse, sauf pour ceux qui se contentent de regarder les indicateurs fabriqués pour conforter les décisions prises. Contre tous les discours, l'excellence du système de santé français n'est plus qu'un souvenir. Formellement daté de l'année 2000 (n°1 du classement de l'OMS), ce souvenir d'excellence s'efface et ne peut plus servir d'alibi à la perpétuation d'un système devenu inéquitable et trop coûteux. Quelques pôles font encore illusion, mais même les Centres hospitalo-universitaires (CHU) réputés sont désormais délaissés par les grands de ce monde alors que la périphérie s'écroule au point que la couverture médicale de base n'est plus assurée sur l'ensemble du territoire.

Il ne s'agit pas de critiquer, ici, l'ensemble des personnes qui ont voué leur travail à la santé de leurs concitoyens. C'est grâce à eux, et par leurs actions toujours contrariées par les règles et les contraintes qu'imposent les organisations, que le système tient encore. Il ne s'agit pas non plus d'opposer le privé au public, les hôpitaux à la ville, les soignants aux administratifs, mais de comprendre pourquoi nous en sommes arrivés là.

Tous les acteurs sont d'accord pour dire que la situation est grave voire catastrophique. C'est un point de convergence qu'il faut conserver pour appeler à l'action plutôt qu'aux invectives et aux atermoiements.

# Une situation épidémiologique et démographique nouvelle et inattendue

Si le constat est fait de l'allongement de la durée de vie et de la multiplication des cas polypathologiques, les conséquences restent subies et expliquées par de mauvaises raisons.

Le plus difficile à admettre est que le système est surtout victime de ses réussites et des mythes qu'il a pu susciter par ses réussites. L'allongement de la durée de vie et l'amélioration de la qualité de vie, particulièrement spectaculaires au XXe siècle, ont laissé penser que, pour tous, la vie serait longue, exempte de maladie et que la mort serait douce, rapide et indolore.

Ces deux mythes réunis, celui du « bon soin » et de la « bonne mort » se sont traduits, en termes démographiques, par la possibilité théorique d'une rectangularisation de la courbe de survie.

*Figure 1* - **La "rectangulation" de la courbe de survie selon J. Fries (1980)**

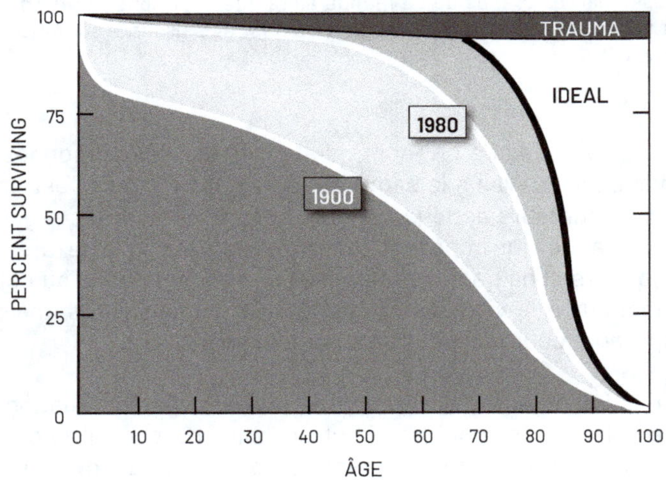


Note : La figure est légendée ainsi : *"La courbe de survie est de plus en plus rectangulaire. Environ 80 % (surface gris clair) de la différence entre la courbe pour 1900 et la courbe idéale (surface gris clair plus surface gris moyen) a été éliminée dès 1980.*

Malheureusement, il faut déchanter. Contre toute attente, les pathologies chronicisées par les soins et l'amélioration des conditions de vie s'accumulent et produisent une polymorbidité qui complexifie le maintien en santé. Du fait même de la continuation des progrès médicaux, l'épidémiologie se transforme en multipliant le nombre de malades souffrants de plusieurs pathologies, lesquelles s'entremêlent les unes aux autres en se complexifiant. En conséquence des progrès réalisés pour chacune des maladies, le nombre de malades comorbides complexes augmente, paralysant le système en chacun de ses points.

*Figure 2*

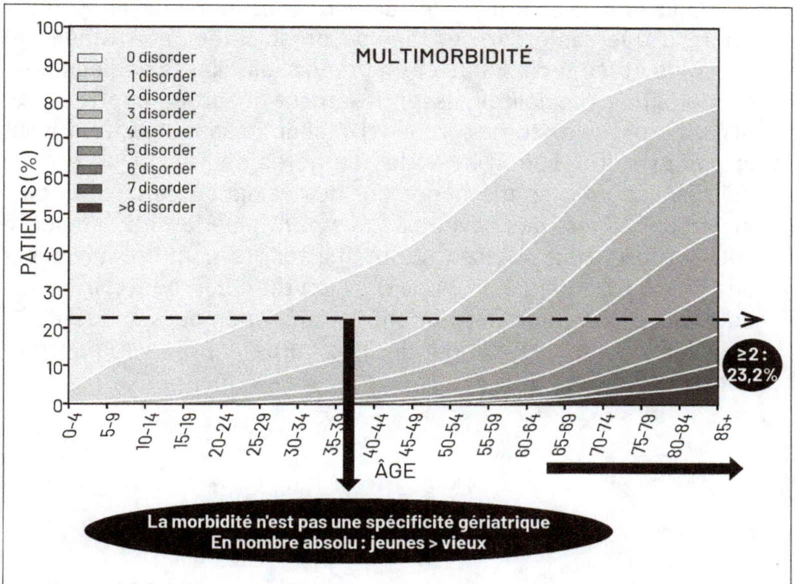


La multi morbidité n'est pas confinable à une population particulière qui justifierait d'une filière spécifique.

La population des personnes âgés n'est pas, de ce point de vu, "homogène".

Isoler le "bien vieillir" des prises en soin de plus en plus standardisées pour maintenir une excellence fictive ne fait qu'aggraver le problème.

Toute la population est concernée

*The Lancet volume 380, Issue9536, 2012 : 37-43*

Les malades concernés, de plus en plus nombreux, ne trouvent plus place dans un système organisé autour de la monopathologie guérissable et construit autour de méthodes de plus en plus techniques, spécialisées et monovalentes.

## Un système de plus en plus formel qui ne produit plus qu'une santé normative

Les progrès médicaux sont essentiellement d'ordre technologique. Ils appellent par nature des méthodes formelles exploitant les régularités. L'ensemble du système de santé s'est donc construit autour de cette nécessité. Le succès appelant le succès, ce principe organisateur s'est imposé partout. Le soin est devenu symptomatico-déductif et des spécialités se sont développées autour de chacune des pathologies pour devenir de plus en plus sectorisées.La réussite fut telle que les administrations chargées de réguler ou de financer le système n'ont pu que renforcer ce principe organisateur en formalisant les soins et les techniques et en créant des filières dédiées pour chacune des spécialités, essentiellement hospitalo-centrées. Au fil du temps, un système pyramidal s'est donc constitué, valorisant la pointe plutôt que la base, les carrières se faisant pour ceux qui développent les méthodes sur des valences de plus en plus étroites. Dès lors, les savoirs acquis n'ont plus fait que s'inscrire sous la forme de critères normatifs décrits comme pertinents au regard d'un diagnostic posé. Le mythe du « bon soin » s'en est trouvé consolidé, renforçant l'attendu démographique d'une possible rectangularisation de la courbe de survie pourtant démentie par les faits.

*Figure 3* - **L'attendu démographique**

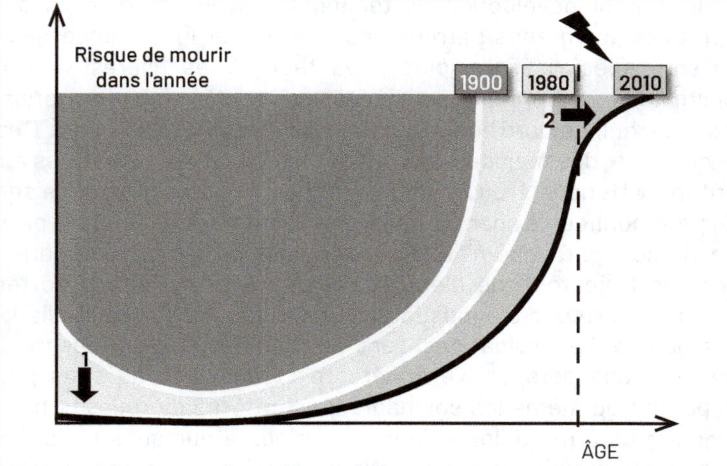


Gain d'espérance de vie par 1 : réduction de la mortalité infantile, 2 : réduction de la mortalité aux âges élevés.
Gros besoins pour gagner en EV aux âges moyens car poly morbidité et complexité > inadaptation des méthodes et des techniques.
Durée de vie allongée pour les survivants...

*Figure 4*

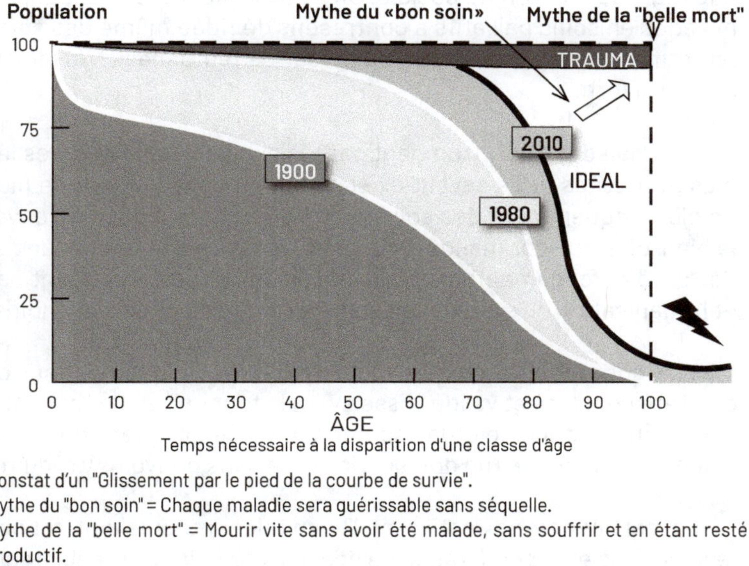


Constat d'un "Glissement par le pied de la courbe de survie".
Mythe du "bon soin" = Chaque maladie sera guérissable sans séquelle.
Mythe de la "belle mort" = Mourir vite sans avoir été malade, sans souffrir et en étant resté productif.
= Le grand bluff de la rectangularisation de la courbe de survie

Déjà, cependant, la réussite cachait mal ses défauts. À la course, pour développer les techniques et les savoirs les plus éprouvés, les grands patrons, leurs élèves et leurs successeurs se sont spécialisés toujours davantage et les filières se sont multipliées, renforçant leurs critères de sélection. On connaît les silos qui, aujourd'hui, se juxtaposent les uns aux autres. C'est là que ceux des malades, qui ont la chance d'être conformes aux critères attendus, trouveront la guérison. Pour les autres, ce sera au petit bonheur la chance. Le plus souvent au malheur de la perte de chance, personne n'étant plus capable de remettre le patient sur une trajectoire de bien-être et de santé de longue portée. On s'exaspère des diagnostics qui s'accumulent. On multiplie les examens et les évaluations, sans pour autant être en mesure de dégager une perspective cohérente et porteuse de sens pour le patient ou même les soignants. Les critères de réussite ne se jugent plus qu'à quelques jours, au mieux à quelques mois. Les patients « rétablis » doivent sortir au plus vite du silo de spécialité.

Même les soins palliatifs, censés répondre, dès les années 1960, à ce découplage entre le soin qui guérit et le soin qui soigne, n'ont pu échapper à ce principe organisateur. Ils forment, plus que jamais, une spécialité à part, réclamant des moyens, s'appuyant sur le mythe de la « bonne mort » entré, lui, dans les esprits comme une règle de conformité sociale. On « passe » encore, en 2020, les malades en soins palliatifs à contresens de l'idée même des soins palliatifs. La pression sociale en faveur de l'euthanasie n'a jamais été aussi forte.

Les malades ne s'y trompent pas. Ils exigent les techniques les plus éprouvées qu'ils savent exister tout en consommant de plus en plus fréquemment des soins dits « alternatifs » pour y trouver le bien-être qui leur manque. Malgré la réussite des techniques et des savoirs fondamentaux, le besoin de sollicitude ne s'éteint pas et l'organisation du système de santé y répond de moins en moins.

Une doctrine stratégique en santé fondée uniquement sur ce qui a été constaté et validé laisse aveugle tout un pan de l'humaine condition. Le principe organisateur sépare ce qui guérit de ce qui soigne, oubliant que l'un doit servir l'autre sans pouvoir s'y réduire.

La pertinence normative et l'hospitalocentrisme ont touché leurs limites et la persistance de ces deux principes organisateurs ne permet plus au système de santé de répondre à la contrainte épidémiologique. L'optimisation en santé est devenue un piège mortel, dans la mesure où les régularités ne sont que statistiques et basées sur des données segmentées. À trop chasser l'incertitude, plus personne ne finit par savoir gérer les écarts à la norme qui se multiplient et le moindre problème se transforme en crise sanitaire sans que rien ne puisse plus être relativisé et donc analysé. Incapables d'appréhender l'incertitude, les confusions s'ajoutent les unes aux autres pour former la panique. Situation de panique qui débouche sur de nouvelles normes et des règles supplémentaires encore plus restrictives, forcément impropres à la gestion de la prochaine crise. La gestion de la crise Covid-19 n'aura malheureusement pas fait exception.

## Un contexte économique de plus en plus contraignant

À tout cela, s'ajoute la contrainte économique. Les soins de plus en plus spécialisés nécessitent de plus en plus de moyens et le rapport coût de production sur bénéfice pour la santé augmente au-delà des ressources disponibles. Même les moyens aujourd'hui déployés pour guérir se raréfient, alors que ceux qui permettraient de valoriser jusqu'au bout du social les réussites obtenues sont réduits à la portion la plus congrue, faute d'être valorisables en optimisation de gestion ou en communication.

Malgré cette contrainte, la situation épidémiologique et démographique continue d'être ignorée et l'organisation pyramidale se renforce. La pertinence normative s'impose sur un mode de plus en plus contraignant, alors que les malades sortant des schémas préétablis sont tenus pour responsables de l'inflation des dépenses. Ce n'est pas sans raison que les soignants perçoivent le système comme étant de plus en plus coercitif et que les malades s'en détournent de plus en plus pour ce qui concerne leur bien-être. La politique de santé, depuis le tournant budgétaire des années 1990, s'est bornée à réduire l'offre de soins primaire tout en continuant d'investir benoîtement dans les filières de spécialités, lesquelles occupent, de plus en plus, le terrain sous la forme d'équipes mobiles, d'hospitalisation de jour ou de centres dédiés à une pathologie particulière exclusive de toutes les autres.

Les travers du système s'en trouvent ainsi renforcés. On multiplie les lieux de soins spécialisés dans un domaine réduisant les pratiques aux aspects les plus techniques et les plus mesurables, donc valorisables. Chacun des secteurs de l'offre de soins est en concurrence avec les autres. Chacun réclame les moyens de fonctionner pour sa part et indépendamment des autres. Tout se conjugue pour aggraver l'effet d'un principe organisateur dépassé.

Il est donc de plus en plus nécessaire de remettre en cause les choix stratégiques faits à une époque de plus en plus lointaine où l'on mourrait de maladies hors de portée du moindre soin curatif et où chaque guérison apparaissait comme une victoire. Le modèle du « cancer » pris par certains pour construire « la lutte contre le vieillissement » est, à ce titre, l'exemple type de l'erreur conceptuelle que provoque le paradigme de la pertinence normative. Le vieillissement n'est pas une maladie dont les prodromes seraient la fragilité et les conséquences la dépendance. Vouloir combattre le vieillissement, c'est vouloir définir la jeunesse et la productivité comme la norme, étant entendu que tout écart à la norme doit être rejeté. Dans la situation épidémiologique et démographique actuelle, c'est une stratégie qui ne peut conduire qu'à l'impasse. Il s'agit bien, avec le juste soin, de la remettre en cause.

Cette remise en cause est d'autant plus difficile qu'il faudrait renoncer, pour bien faire, au principe organisateur qui a fondé la réussite du système de santé aujourd'hui dépassé.

## Le syndrome de la ligne Maginot

Ainsi, le système de santé est confronté à ce que l'on peut décrire comme le « syndrome de la ligne Maginot ». Il s'agit de maintenir un système dépassé qui a fait son temps. La doctrine stratégique ne change pas, alors même qu'elle est inopérante dans un contexte qui a changé. L'excellence du système est un acquis qu'il faudrait préserver, alors même qu'elle n'existe plus. Le système de santé est, à la fois, incapable de gérer la situation chronique des malades polypathologiques et tout aussi incapable de s'adapter rapidement à une situation de crise. L'expérience de l'épidémie de Covid-19 nous a montré à quel point chacun, face à la crise, reste en attente de décisions venues d'« en haut » sans être en mesure de la moindre initiative qui aurait pu être salvatrice. Figée sur ses acquis, la débâcle s'est imposée seulement justifiée par le constat que nous n'étions pas les seuls à être si mal préparés. De fait, se sont multipliées les réunions et les cellules de crise, l'élaboration de directives et de recommandations toujours dépassées, de même que les campagnes de communication faites d'injonctions contradictoires. Toutes décisions étaient suspendues à l'élaboration d'une procédure impossible à établir devant l'évolution des événements. La nation tout entière s'est vue plongée dans l'exercice infernal de la pertinence normative avec les résultats que l'on sait.

La crise du Covid-19 l'aura bien montré. L'étrange défaite présentée comme une victoire n'a été qu'une débâcle. Au-delà des protocoles et des procédures élaborées à la hâte par tous les organismes possibles et imaginables, se contredisant heures après heures et au-delà d'une communication plus ou moins maîtrisée, les soignants au contact des malades se sont trouvés fort dépourvus et même contrariés par un système plus préoccupé de sa propre justification que des résultats réels sur le terrain. Les normes d'usage, élaborées à la hâte en fonction d'une réalité qui s'échappait à chaque instant, n'étaient plus reliées à aucun projet explicite. À la question essentielle de savoir qui doit-on protéger de quoi et comment compte tenu des moyens dont nous étions pourvus, était substituée la succession des réponses normatives, immédiatement perçues comme absurdes et désincarnés parce que tout de suite dépassées. La gestion bouffonne des masques en est l'exemple le plus étonnant et le confinement relégatoire des Ehpad le plus dramatique. Par nature, un système bureaucratique fondé sur la norme est incapable de définir l'idéal des soins et d'en sortir en fonction des circonstances. Toujours, il définit des injonctions normatives immédiatement contredites par les faits et donc systématiquement paradoxales, rien ne pouvant être tenu ou légitimé lorsque l'incertitude domine le champ de compréhension.

Les difficultés du système de santé, qui persistent au-delà de cette crise, ne sont pas une fatalité ou ne devraient pas l'être. Elles découlent directement de la transition épidémiologique et démographique que l'excellence du système a lui-même provoqué. Les méthodes mises en place et développées pour permettre sa réussite sont aujourd'hui celles qui provoquent sa perte. La pertinence normative et le centralisme hospitalier restent les éléments clés de la doctrine stratégique, alors même que sont constatés les dégâts induits, en termes économiques et éthiques, d'une telle conception. Les mythes du « bon soin » et de la « bonne mort », nés de l'utopie de la rectangularisation de la courbe de survie, ont largement diffusé dans la société pour induire une consommation effrénée d'actes techniques de plus en plus coûteux en même temps qu'un usage irréfléchi de critères n'ayant fait aucune démonstration de leur utilité en situation réelle de soin.

Le juste soin n'est pas la découverte d'une solution miracle mais la mise en pratique des discours humanistes ouvrant et clôturant le moindre rapport sur la santé. Il ne s'agit pas de discuter, ici, des prélèvements faits sur l'économie pour nourrir le système, ni d'évoquer, à mots couverts, les restrictions nécessaires à sa soutenabilité. Il s'agit bien de refonder le système sur la base d'une doctrine stratégique renouvelée ; de passer de la ligne Maginot à l'armée motorisée, pour poursuivre ici l'analogie. Mettre en pratique des idées simples, trop simples persifleront certains, semble bien être la voie la plus raisonnable. Ces idées simples sont admises par tous : un patient au centre du dispositif et acteur de sa propre santé, l'individualisation des soins, le respect de la personne considérée dans sa globalité, le choix de l'autonomie plutôt que celui de l'aliénation. Autant d'idées systématiquement énoncées et systématiquement laminées par l'application persistante de la norme comme référence pertinente.

Le juste soin repose sur une pratique clinique, celle du soin ajusté, et sur une politique, celle qui permet cette pratique. Les deux aspects sont indissociables et ne peuvent se penser séparément. Il s'agit bien de refonder l'ensemble du système sur de nouvelles bases.

CHAPITRE 3

# Le soin ajusté : pratique clinique des temps modernes

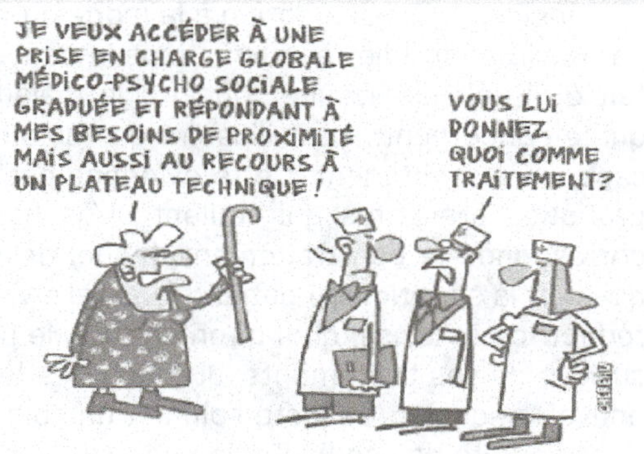
JE VEUX ACCÉDER À UNE PRISE EN CHARGE GLOBALE MÉDICO-PSYCHO SOCIALE GRADUÉE ET RÉPONDANT À MES BESOINS DE PROXIMITÉ MAIS AUSSI AU RECOURS À UN PLATEAU TECHNIQUE !
VOUS LUI DONNEZ QUOI COMME TRAITEMENT?

Tout est dit : la nécessité de prendre en compte l'ensemble de la situation de chacun des malades, en même temps que la nécessité de garantir à tous un accès aux techniques de soins les plus éprouvées.

Le soin ajusté, c'est le soin qui permet de conduire, pour et avec les malades, une stratégie de mise en santé qui ne fasse l'impasse ni sur les situations individuelles ni sur les connaissances et les techniques acquises. C'est un soin inclusif, projectif et circonstancié, en tout point opposé aux soins dits « pertinents » parce que normés et normatifs. C'est le soin à l'équilibre entre le possible et le souhaitable. C'est le soin, enfin, qui se tient entre l'acharnement déraisonnable et l'abandonnisme.

Il repose sur l'utilisation de compétences reconnues et justement valorisées. Il fait appel à l'intelligence entendue comme la préoccupation efficace de l'essentiel plutôt que comme l'accumulation de faits élémentaires, fussent-ils absorbés et traités par une machine.

Il fait le pari, toujours gagnant, d'un humanisme appuyé sur les connaissances acquises en perpétuel renouvellement, plutôt que sur le raidissement des savoirs auxquels devrait se soumettre la société.

## Un soin inclusif et projectif

L'inclusion est une notion à la mode qu'un usage intensif a fini par désignifier. Elle recouvre, dans le contexte du soin ajusté, le fait qu'il soit nécessaire d'inclure le malade dans les décisions qui le concernent. Il est illusoire de vouloir le bien des individus sans leur assentiment. Cette évidence est pourtant niée par les pratiques présentes qui veulent qu'à chaque diagnostic établi corresponde le bon traitement, lequel devrait s'appliquer quelle que soit la situation du patient. Une telle vision est, évidemment, réductrice et laisse, quoi qu'on en dise, le patient au bord de son suivi et de ses traitements, qu'il doit dès lors accepter sans rien pouvoir négocier. Le juste soin est un soin inclusif, au sens où il tient compte des souhaits de chacun des patients et qu'il cultive l'idée que l'on bénéficie d'un traitement plus qu'on a à le subir, même s'il faut, quelques fois, en supporter les inconvénients.

L'inclusion suppose un avenir possible. La notion de projet s'inscrit donc, par nécessité, dans l'acceptation et le respect de la liberté des patients chez qui les actes thérapeutiques ne peuvent s'envisager que pour un objectif défini. Que cet objectif soit envisagé à quelques minutes, quelques heures ou sur plusieurs années ne réduit pas l'exigence de le contractualiser de manière explicite. Le juste soin attend donc que l'on prescrive à l'objectif et non pas au diagnostic, étant entendu que l'objectif explicité doit être déterminé pour et avec le patient.

## Un soin circonstancié

Un diagnostic, aussi affirmé soit-il, ne permet pas une prescription ajustée au besoin de santé du patient. Des circonstances vont dépendre la pertinence, la faisabilité et l'acceptabilité des soins nécessaires. Les conditions de vie du patient, son entourage, ses comorbidités, sa compréhension de la situation vont créer un halo de contingences qui vont déterminer l'action positive ou négative qu'aura la décision médicale, ici pensée dans une durée si possible définie.

Une excellente décision, aux yeux d'un diagnostic établi avec certitude, peut s'avérer catastrophique si les circonstances n'ont pas été prises en compte. Plus souvent, les conditions de la réussite n'auront pas été suffisamment réunies pour que le traitement normalisé puisse être appliqué dans les règles définies. Dès lors, la tendance sera de renoncer, sans même chercher si l'impasse thérapeutique constatée peut être contournée. Par suite, la norme ou le protocole établi s'imposera comme le bon soin dont on ne saurait s'écarter.

Projectif, le soin ajusté impose que l'on s'appuie sur les circonstances par nature évolutives. L'état clinique d'un patient n'est jamais stable et la qualification de « stabilisée » n'est rassurante que si l'état se dégradait auparavant. A contrario, c'est souvent mauvais signe. Trouver l'équilibre d'un traitement continu, dans une situation qui ne durera pas, n'ajuste pas le soin à la réalité d'un patient qui va vivre sa maladie dans la durée et, quelque fois, ailleurs que là où les soins ont été instaurés. S'adapter aux circonstances, c'est donc ajuster les décisions à l'évolution prévisible ou attendue du patient et de son écologie.

## Un soin équilibré

Si un traitement standard, dans une situation standard, ne laisse que peu de place au doute, il est pourtant des situations où l'incertitude domine au point de paralyser toute décision. Dans ce cas, le juste soin, situé entre l'acharnement déraisonnable et l'abandonnisme ainsi qu'entre le souhaitable et le possible, se tient à l'équilibre. Il avance au-delà des incertitudes pour éviter l'écueil de décisions qui ferment l'avenir pour s'en affranchir.

Sur quels critères repose la raison d'un acharnement sinon la possibilité d'un avenir défini pour et avec le patient ? À côté des acharnements déraisonnables, il existe des acharnements raisonnables même, et peut-être surtout, en situation d'incertitude. Ce qui guide le choix en soin ajusté, c'est le projet construit avec le malade que l'on veut autonome et donc informé de la réalité le concernant. Pas plus qu'en soin standardisé, les certitudes ne génèrent de doute en soin ajusté. Faire place à l'incertitude n'est pas renoncer aux faits établis. Les traitements vains sont aussi mal venus que l'absence de traitement motivée par des considérations extra-médicales.

Le soin ajusté s'adapte à l'équilibre entre le soin idéal et le soin possible. Si la pertinence normative établit ce que devrait être le bon soin, et donc l'idéal, il arrive que les patients, tels qu'ils sont, s'acharnent à compliquer les décisions par leur intolérance aux traitements proposés, par leur incapacité fonctionnelle, leur non-conformité physique, leur incompréhension, par leur refus ou par la manifestation et la préservation de leur autonomie. Il arrive aussi que leurs conditions d'existence ne permettent pas qu'ils entrent dans les critères attendus de faisabilité technique. Reste alors le possible que le juste soin accepte comme souhaitable, à condition qu'il soit expliqué comme un écart à la norme. Le souhaitable devient le nécessaire et s'impose plutôt que le renoncement.

## Un soin responsable

La responsabilité suppose de pouvoir rendre compte personnellement de ses décisions et de ses actes. Elle réclame donc plus d'autonomie décisionnelle et d'indépendance. La pertinence normative foule au pied ses principes essentiels en définissant, a priori, les décisions qu'il convient de prendre. Ces décisions, dès lors, sont d'autant moins indépendantes qu'elles sont de plus en plus formalisées par des procédures et des protocoles, eux-mêmes de plus en plus opposables ou contraints par les techniques informatiques de saisie et de traçage.

Il ne s'agit pas, ici, de nier l'intérêt des systèmes d'information ou la nécessité des contrôles ou de la trace écrite. Il s'agit de faire remarquer qu'une décision, pilotée par un logigramme, un algorithme ou même une recommandation opposable, supprime la responsabilité de l'auteur de la décision qui pourra toujours invoquer la contrainte formelle ou intuitive pour se dédouaner. Il s'ensuit que les écarts à la norme, souvent nécessaires en situation de polymorbidité, deviennent non seulement difficiles à penser mais aussi difficiles à poser. Le risque judiciaire ou même réglementaire, ou plus simplement hiérarchique, voire même celui d'un jugement des pairs, s'impose aux consciences et dans les faits. C'est le travers de tous les systèmes bureaucratiques. Ils prédisposent à l'irresponsabilité. Que le patient soit bien soigné n'est plus la question puisque la seule réponse conforme est de faire comme prévu.

Il ne s'agit pas, non plus, de nier l'importance des recommandations. Elles sont la forme de l'état des connaissances actualisées et récapitulent le consensus scientifique au moment de la rédaction. Mais si aucun acteur du soin ne devait méconnaître l'état actuel des connaissances, il ne peut ignorer que la plupart des recommandations sont construites sur la base de monopathologies circonscrites, connues, et qu'elles sont élaborées en situation que l'on peut qualifier de pures. Pour s'en convaincre, il suffit d'apposer côte à côte différents parcours de soins proposés comme optimaux pour chacune des maladies qu'un malade est susceptible d'avoir simultanément. L'analyse des risques ne manquerait pas de surprendre. Une analyse supplémentaire des surcoûts induits par la pratique formelle et simultanée des panels de recommandations ne manquerait sûrement pas non plus d'irriter les contrôleurs de gestion. Cela s'explique aisément. Les recommandations proviennent essentiellement des travaux réalisés par les médecins spécialistes dont on sait que les valences sont de plus en plus étroites. Même si certaines recommandations incluent ce que l'on nomme « la vraie vie », elles n'en demeurent pas moins monovalentes.

Quoi qu'il en soit, le vœu de responsabilité, formulé par l'administration générale des soins, ne restera qu'un vœu pieux si l'on reste incapable d'admettre que celle-ci dépend de l'indépendance du prescripteur et de sa capacité à justifier de ses choix en fonction des circonstances. Par définition, une décision prise selon un guideline n'est pas une décision responsable. Le juste soin, c'est de rétablir, et cette indépendance, et cette responsabilité.

## Un soin curato-palliatif

Les soins palliatifs, comme les soins gériatriques, ont sans aucun doute permis de développer des savoir-faire spécifiques et c'est sur ces connaissances que repose le soin ajusté. Pour des raisons propres à l'organisation du système de santé, ces deux mouvements progressistes ont réclamé et obtenu leur reconnaissance sous la forme de spécialité, comme l'ont fait les urgentistes plus récemment. Il n'était pas sans nécessité d'obtenir des moyens pour développer de nouvelles pratiques. Personne, aujourd'hui, ne songerait à remettre en cause l'existence de nouvelles spécialités.

Malheureusement, développées en filières spécifiques, ces spécialités ont également défini des critères d'inclusion et sont utilisées pour passer la main lorsque les pratiques de spécialités d'organe se terminent en impasse thérapeutique. Elles ne permettent donc pas de motiver l'apprentissage des savoirs nécessaires à la prise en soin des patients polymorbides ou aporétiques. Il a été frappant, pendant la crise du Covid-19, que soient diffusés en catastrophe les grands principes des soins palliatifs, lesquels ne recouvrent que des évidences, aujourd'hui pleinement acquises, dont on peut s'étonner qu'elles ne fassent pas partie du bagage de tout soignant en activité.

Le juste soin, c'est l'application partout, pour tous et toujours des savoirs acquis en polypathologie complexe, sans que soit plus nécessaire le transfert des malades ou leur étiquetage spécifique. En effet, défini comme curato-palliatif, le juste soin prend en compte, en même temps, tous les besoins du patient et ne sépare pas les soins curatifs des soins palliatifs. Au contraire, le projet défini pour et avec le malade contient tous les aspects et l'un ne saurait être exclusif des autres. Ici, la guérison d'une pathologie, lorsqu'elle est possible, devient un des moyens d'obtenir la meilleure santé possible, le meilleur bien-être possible dans l'environnement, tel qu'il a été choisi par le malade.

Aucun soin, ni aucune impasse thérapeutique, n'est présupposé sinon l'acharnement raisonnable à maintenir l'autonomie et le bien être maximal. La raison est, ici, celle du malade confronté à la réalité de son état, présenté par des professionnels capables d'ouvrir des perspectives d'avenir.

Que l'on n'oppose pas à cette définition le fait qu'elle soit évidente et que chacun des soignants s'emploie à agir de la sorte. Elle l'est et chacun des soignants donne effectivement le plus souvent le meilleur de lui-même. En vérité, les organisations en place ne permettent pas une telle vision de la santé et des prises en soin. Plus exactement, elle est de plus en plus contrariée par l'afflux de patients complexes et l'exigence de l'optimisation comptable. Les patients sont, qu'on le veuille ou non, de plus en plus sélectionnés, critérisés et dissociés au profit des techniques les plus abouties que l'on valide et que l'on certifie par des critères de réussite éloignés de toute qualité de vie. Pour le dire simplement, les systèmes de santé modernes consacrent beaucoup de moyens à l'élaboration de diagnostics et d'évaluations pour négliger ensuite le suivi-accompagnement, préférant accumuler les actes et les gestes sur le seul projet de documenter et de respecter les protocoles. Ils jugent de leur efficacité sur la réussite attendue des actes qui sont pratiqués. Aux abus manifestes de certains praticiens isolés ont répondu les contraintes bureaucratiques sans que soit jamais questionnée la santé des patients, toujours entendue comme l'absence de maladie ; le confort et le bien-être n'étant plus qu'une option éventuelle remise à plus tard.

## La démarche clinique du soin ajusté

Même si les principes humanistes sont volontiers énoncés dans le domaine de la santé, les méthodes d'action qui pourraient être utilisées pour les mettre en pratique restent négligées ou méconnues.

La démarche clinique ajustée est le point central de la transformation adaptative que le juste soin souhaite promouvoir. Elle vient entre le dépistage et la prévention pour se poursuivre par le suivi-accompagnement médico-social. Bouleversant l'approche symptomatico-déductive classique, la démarche clinique ajustée permet, sur la base d'une évaluation globale compréhensive, de construire un projet pour et avec le malade qui soit à la fois inclusif et circonstancié. Cette démarche permet de tenir le soin à l'équilibre entre le possible et le souhaitable et entre l'acharnement abusif et la tentation d'abandon. C'est le gage de bonnes pratiques maintenues en situation de comorbidité complexe.

Largement utilisée en gériatrie comme en soin palliatif, cette démarche a fait la preuve de son efficacité et même de sa performance économique. Elle est pourtant régulièrement laminée par l'application institutionnelle de systèmes qualité normatifs et tautologiques, comme le sont les systèmes d'accréditation devenus de plus en plus formels.

## L'évaluation globale compréhensive

La vie est une réalité complexe mais l'on peut se risquer, en observant les phénomènes qui l'accompagnent à tous niveaux, d'en définir les différents aspects et d'en déduire quelques principes pratiques pour le soin.
Résumée en une phrase, on peut décrire la vie comme le fait de durer, de changer et d'accumuler tout en s'individualisant.

### *Durer*

C'est ne pas mourir. Il est nécessaire pour vivre de ne pas mourir. Parfait pléonasme médical puisque le premier objectif des soins a toujours été de maintenir la vie contre la mort.

Entre l'acharnement déraisonnable, qui veut maintenir la vie à toute fin, et l'abandonnisme, qui renoncerait aux soins possibles, il s'agit donc de trouver le soin à l'équilibre entre ces deux écueils qui se font face au chevet du malade. S'acharner peut être raisonnable comme déraisonnable mais en raison de quels arguments ? Alors même que les situations complexes sont par nature variables, changeantes et incertaines, il importe de décider. Faire ou ne pas faire est toujours un choix. On l'a vu, lors de la crise de Covid-19, la critérisation peut simplifier à l'extrême ce choix et le critère le plus simple et modélisable est toujours celui qui prend le plus de poids, quand bien même il n'aurait aucune valeur prédictive. L'humanisme le plus élémentaire n'impose-t-il pas d'accorder à chaque vie la même valeur ?

### *Changer*

Ce deuxième terme est un impératif, autant que de durer. On ne peut pas vivre sans se modifier, ni se transformer. En ce sens, ni les bilans qui figent, ni le maternage sécuritaire ne sont thérapeutiques. La notion de *projet* est un principe fondamental de la pratique soignante. Elle y inclut une dynamique de changement que l'on espère et que l'on souhaite positif. L'« équilibre », si souvent invoqué en médecine, est un piège mortel s'il n'est pas consenti sous une forme dynamique. Le soin ajusté ne peut se concevoir à l'équilibre que dans le mouvement, sans autre fin que la fin elle-même. Le changement accompagne tout vieillissement, entendu comme la continuation de la vie.

### *Accumuler*

La vie s'accompagne de multiples accumulations, tant de peines que de joies, que d'oxydations additives et de bien des pathologies. Si certains comparent les grands malades à des champs de ruine, le médecin pratiquant le juste soin s'y retrouve en pratiquant une médecine d'archéologue, où la patience, la prudence et la ténacité permettent d'ouvrir des chemins de soin et de satisfaction jusqu'alors inconnus. En pratique quotidienne, la polypathologie résultante conduit à la recherche, souvent difficile, du soin possible confronté à l'idéal de soin. En effet, entre ce qu'il faudrait faire idéalement et le possible contrarié par l'état du patient, la disponibilité des équipes, de son réseau ou du matériel, il existe très souvent un hiatus que les médecins ne peuvent ignorer, sauf à tomber systématiquement dans le renoncement.

### *L'individualisation*

L'individualisation est sans conteste le meilleur marqueur de la durée de vie. Plus on vit longtemps, plus on échappe à la norme commune. Plus on avance en âge, moins les données statistiques ne peuvent être extrapolées sans critique conjoncturelle.

Pourtant, l'organisation des soins soumet la plupart des médecins aux contraintes d'une « médecine fondée sur des preuves » laquelle, aujourd'hui, encadre les pratiques tout en reposant sur des régularités essentiellement statistiques. La médecine fondée sur des preuves n'est cependant pas l'aboutissement des progrès médicaux et encore moins leur achèvement. Il est raisonnable que les médecins (Docteurs en médecine) se méfient de ce durcissement dogmatique et scientiste. Faut-il rappeler que les sciences ne prouvent rien et ne font que corroborer des hypothèses préalablement formulées ? Les recommandations professionnelles sont clairement définies comme des « *propositions développées selon une méthode explicite pour aider le praticien et le patient à rechercher les soins les plus appropriés dans des circonstances cliniques données* ». Elles ne le sont pas comme des règles qu'il faudrait suivre aveuglément et encore moins comme des normes qui pourraient s'imposer.

On peut donc s'étonner que les recommandations soient de plus en plus opposables et opposées aux médecins traitants par ceux qui ne voient jamais les malades ou qui les voient dans des conditions particulières. On s'empresse, bien sûr, de préciser qu'il convient de les connaître et de les maîtriser pour les dépasser. Seul le doute et le sens des responsabilités, et non l'ignorance, permettent les ajustements nécessaires.

Ainsi, au-delà des principes humanistes et philosophiques dont on habille volontiers le soin, il existe des principes d'action qui peuvent être dégagés des différents aspects de la vie telle qu'elle est. Les principes de soin ajusté, de projet et de précaution sont des gages de bonne pratique.

La question est de savoir comment les mettre en œuvre et les appliquer dans un contexte de soins entièrement dominé par des règles et des habitudes construites sur l'approche symptomatico-déductive académique et à une époque où s'étiole, derrière la traçabilité, le sens des responsabilités. Il n'est pas inutile de faire remarquer, ici, que l'organisation actuelle simplifie les prises en soins en monopathologie, puisqu'il s'agit toujours d'appliquer les règles, alors qu'elles complexifient les prises en soin des patients polymorbides qui obligent souvent à s'écarter de la norme. C'est aussi probablement pour cela que ces patients sont souvent rejetés et écartés des processus de soin les plus normalisés. On ne confondra pas, ici, le soin individualisé et le soin personnalisé. Ce n'est pas la même chose de respecter la capacité de jugement autonome qui fonde la dignité que de construire un soin sur la base de données précises et exhaustives décrivant ce que l'on peut savoir du malade et de sa maladie.

## Critique de l'approche symptomatico-déductive

La démarche symptomatico-déductive reste, malgré les critiques théoriques, notamment venues des soins palliatifs et de la gériatrie, l'archétype de la méthodologie clinique. L'organisation médicale, mais aussi celle des services de soins dans les services hospitaliers confirment ce choix structurant en le formalisant au travers des dossiers médicaux et de soins utilisés par les équipes. Ainsi, le credo des soins palliatifs et gériatriques d'une approche globale et pluridisciplinaire se voit, contredit par les organisations, toujours difficiles à contourner lorsqu'elles sont inscrites dans la réglementation et les habitudes de fonctionnement.

La formation clinique académique nous apprend qu'un certain nombre de symptômes, regroupés en un faisceau cohérent, permet, éventuellement étayés d'examens complémentaires, d'obtenir un diagnostic et donc, sinon un traitement et la guérison, au moins le soulagement du devoir accompli pour le praticien, lequel n'a qu'une obligation de moyens. Cette méthodologie, caricaturée par le Dr House de la fameuse série TV, reste le modèle des soins et des organisations. Pourtant, concernant la prise en soin des personnes polypathologiques, les difficultés que soulève cette méthode ne manquent pas.

De fait, la clinique des sujets polymorbides est « atypique ». L'euphémisme est délicat mais il reprend l'affirmation réaliste de la réforme hospitalière de 1958 énonçant, s'agissant des vieillards, qu' « ils ne représentent pas un matériel humain dont la pathologie soit fascinante et aisément manipulable au moindre risque ». On peut mieux dire en remplaçant le mot « vieillard » par « patients polymorbides ». Ce sont ceux-là qui, aujourd'hui, intéressent d'autant moins qu'ils sont à risque d'échec et de coûts majorés.

En effet, les symptômes, chez les sujets polymorbides, sont volontiers absents ou trop nombreux, éventuellement empruntés à d'autres pathologies et, très souvent, déformés. L'accès aux examens paracliniques ne se fait que rarement sans difficulté, soit que l'état du patient ne le permette pas, soit que la disponibilité de la technique souhaitée manque. Il est exceptionnel, chez ce type de patient, qu'un diagnostic contienne tous les symptômes et l'explication du trouble, d'autant que ceux-ci sont volontiers changeants au cours du temps. Les traitements, puisqu'il s'agit souvent de situation chronique, sont bien, dès lors, continus mais surtout difficiles et aléatoires. Les marges thérapeutiques, du fait même des différentes associations, sont très souvent étroites. Tout cela est bien décrit dans ce qu'il est convenu d'appeler « les formes atypiques » qui, bien souvent, servent d'excuse au désintérêt.

Par ailleurs, l'organisation des soins, induite par cette vision académique, entraîne une parcellisation des malades, ceux-ci se trouvant dissociés à la fois par leurs symptômes, par les critères professionnels et par les différents diagnostics possibles ou posés. Cette triple dissociation entraîne, par la force des choses, une inflation des thérapeutiques et une disjonction des projets et des suivis. Par ailleurs, le repérage imposé par la méthode académique des antécédents, du motif de consultation ou d'hospitalisation et de l'histoire de LA maladie est plus souvent, chez les malades polypathologiques, source de confusion plutôt que contributif à la compréhension d'une situation presque toujours plurifactorielle et systémique. Il est affligeant de constater que l'on puisse s'arrêter au premier diagnostic trouvé ou, pire, que l'on puisse confondre les antécédents et les pathologies suivies, alors même que l'enjeu est bien de considérer dans son entièreté une situation.

Le risque est grand, dès lors, d'écarter un certain nombre de patients de certains traitements, faute d'avoir pu obtenir la documentation indispensable à l'établissement d'un diagnostic précis, ou de les priver de certains soins et thérapeutiques, à défaut d'avoir pu réunir les critères recommandés ; d'autre part, et a contrario, la tentation de prescrire « aux symptômes » ou « aux recommandations » n'est pas absente et elle se fait au prix d'une inflation thérapeutique incontrôlée que l'on pourrait qualifier de déraisonnable en termes économiques, alors que le gain de santé n'est pas assuré, quelque fois même contrarié.

La technique du soin ajusté offre une réponse aux problématiques ici décrites. Le dossier de soin et l'organisation des soins qu'il permet font du patient le point central autour duquel tous les acteurs du soin pourront se retrouver pour mener à bien un projet déterminé pour et avec le malade.

# Méthode

La question de la méthode interroge le suivi-accompagnement des patients polypathologiques chroniques qui, par nature, posent problème à une clinique organisée à partir de connaissances acquises en monopathologie. L'acquisition d'un diagnostic, à partir d'un faisceau de symptômes éventuellement étayés d'examens complémentaires, reste une base de technicité qu'il faut conserver mais qui ne suffit pas et qu'il faut donc élargir. L'addition de toutes les pathologies, d'abord possibles puis éventuellement confirmées, n'est pas plus porteuse de sens que de s'arrêter au premier diagnostic posé.

La méthode se propose donc de dépasser l'approche symptomatico-déductive, non pas pour la critiquer, cette fois-ci, mais pour l'enrichir d'une capacité nouvelle : celle d'embrasser l'ensemble d'une situation pathologique complexe en lui permettant de faire sens pour le patient et les soignants.

## *La clinique en soin ajusté*

L'approche clinique se doit d'être globale. C'est un acquis accepté. Mais cette globalité est mal définie. Entre une globalité totalisante et pluridisciplinaire, sous-tendue par la standardisation des évaluations médicales, médico-sociales et sociales, et une globalité fonctionnelle, sous-tendue par le concept de santé de l'OMS, la multiplicité des approches existe.

La première approche reste résolument médicale et académique. Elle se résout, devant une polypathologie, à multiplier les intervenants, les examens paracliniques et les grilles évaluatives standardisées, alors que la seconde s'évertue à dégager une perspective de mise en santé, sans pour autant négliger les pathologies responsables des incapacités où susceptibles d'en provoquer. L'évaluation globale compréhensive, puisque c'est son nom, repose, elle, sur l'analyse des dépendances et de l'autonomie, étant entendu que ces concepts sont bien maîtrisés. C'est celle du soin ajusté.

La plupart des pathologies finissent, lorsqu'elles ne sont pas dépistées à partir de symptômes, par induire des dépendances et toutes les dépendances sont provoquées par une ou plusieurs pathologies. En pratique, il est très efficace d'évaluer les dépendances et l'autonomie en termes d'alerte et de diagnostic. Il n'est, en effet, pas vraisemblable qu'une pathologie au stade des critères standardisés n'ait pas déjà provoqué l'apparition d'une dépendance, même minime. Toutes les spécialités, une à une, finissent par constater que le meilleur critère de gravité d'une pathologie chronique reste le niveau fonctionnel de la personne.

Concrètement (tableau ci-dessous), il s'agit de repérer l'ensemble des besoins en aides techniques et humaines dont la personne à besoin pour vivre normalement (donc d'analyser ses dépendances) puis de rechercher l'ensemble des difficultés fonctionnelles responsables des dépendances constatées et, enfin, de diagnostiquer, par un retour à la méthode symptomatico-déductive, toutes les pathologies responsables d'une situation, appréhendée alors dans sa globalité fonctionnelle.

| ÉVALUATION GLOBALE COMPRÉHENSIVE | | |
|---|---|---|
| **Niveau 1 :** | **La lésion** | |
| **Niveau 2 :** | **La fonction** | Évaluation |
| **Niveau 3 :** | **La réalisation** | |

Les résultats peuvent être exprimés sous la forme d'un tableau (ci-dessous). La vision globale du patient contient l'ensemble des pathologies, leurs conséquences fonctionnelles et les dépendances induites.

| DÉMARCHE DE SOIN | | | |
|---|---|---|---|
| **Problèmes** | **Objectifs** | **Actions** | **?** |
| Du patient<br>Concrets<br>Fonctionnels<br>et partagés | Pratiques<br>Raisonnables<br>Compréhensibles<br>et mesurables | QUI fait QUOI<br>Respects des tâches et des responsabilités | OUI<br>ou<br>NON |

La collection de « grilles », proposée par les standardisations visant la globalité totale, ne fait qu'analyser, par partie, les différentes dépendances ou leurs causes explicatives. Il est vrai que l'habitude prise d'examiner les patients dans un lit, sur un brancard, sur une table d'examen ou dans un bureau prive de tout regard sur ce qui n'est pas directement lésionnel et oblige à un systématisme compensateur. En soin ajusté, il ne s'agit plus de travailler en pluridisciplinarité - la juxtaposition des compétences n'est ici d'aucun secours - mais bien en interdisciplinarité, chacun, bien que de compétence différente, s'efforçant de construire la même image du patient. Une telle méthodologie impose, sauf cas particulier, de regarder et d'observer la personne malade en situation de vie. L'animation, au sens étymologique du terme, qui est de mettre en mouvement, s'impose alors, non pas comme la toute dernière partie des soins, mais bien comme la toute première. C'est, au final, la seule façon de ne pas passer à côté d'un diagnostic, quels que soient les moyens dont on dispose. C'est dire l'importance des médecins généralistes et des visites à domicile. C'est dire aussi l'importance de l'équipe au sens large. En soin ajusté, la globalité ne repose pas sur l'exhaustivité mais sur l'écart constaté entre ce que devrait être *la vie normale du patient dans l'environnement qu'il s'est choisi (ou auquel il est contraint)* et la réalité de ses besoins d'aide pour y parvenir. C'est-à-dire sur l'évaluation de ses dépendances.

Cela n'exclut pas, il faut le redire, ni l'examen clinique, ni les examens paracliniques nécessaires. Disons que ceux-ci ne doivent pas prendre le pas sur la nécessaire appréciation de la perception qu'a le patient de sa propre situation et des objectifs qu'il se donne pour lui-même. L'animation et le regard posé sur elle et sur le projet qu'elle contient sont les premiers actes d'un soin qui se veut ajusté. Le malade, en juste soin est un être au complet porteur de sa propre autonomie.

### *Les prescriptions*

Les prescriptions en soins ajustés se font à l'objectif et non pas au diagnostic. Il s'agit de justifier, pour le patient et pour l'ensemble des intervenants soignants, le but de chacune des prescriptions, indiquant ainsi les critères sur lesquels sera jugé l'effet attendu.

L'exercice est beaucoup plus difficile qu'il n'y parait. Cela oblige à une rigueur circonstancielle, peu usuelle chez les médecins et malheureusement totalement déconsidérée par la pertinence normative imposée qui veut qu'à chaque prescription corresponde un diagnostic dûment répertorié. Il est, évidemment, plus facile de prescrire au diagnostic que d'afficher et d'assumer, en responsabilité, l'objectif des traitements et des soins que l'on espère atteindre pour et avec le patient. Disons que cette méthode force l'authenticité. Schématiquement, et sur un plan large, les objectifs peuvent être déclinés en quatre niveaux d'optimisme, étant entendu qu'il faut les ajuster au principe de réalité :

- obtenir l'absence de désavantage social – l'absence de handicap au sens vrai du terme ;
- obtenir un maximum d'autonomie malgré les dépendances ;
- réduire au minimum les dépendances ;
- maintenir le confort dans les soins et la maladie.

Le traitement et la guérison des différentes pathologies présentes, leur contrôle sont, dans un tel cadre, des moyens et non des buts en eux-mêmes. En outre, cette mise en perspective permet d'éclaircir, pour l'équipe et le patient, l'objectif à tenir et dans quelle dynamique se situe l'action curative ou symptomatique que propose le médecin prescripteur.

La déclaration écrite de l'objectif à atteindre force l'élaboration d'un projet qu'il faut partager. Le questionnement du patient et des membres de l'équipe soignante, à propos de ce projet et à propos des moyens pour l'atteindre, oblige nécessairement à s'en tenir au domaine du raisonnable. Il s'agit bien de trouver l'équilibre entre l'idéal des soins et le possible réel. L'essentiel, on le voit, devient concrètement la qualité de vie d'un patient considéré comme acteur de ses soins.

### *Le plan de soins individualisé*

Le principe du plan de soins individualisé (PSI) est bien connu. Développé par la recherche en soins infirmiers, il ne concerne, souvent, que les soins des infirmiers et des aides-soignants ; et les médecins, comme les autres professionnels, ne se sentent pas concernés. L'existence, encore très souvent, de dossiers séparés témoigne, d'ailleurs, de la parcellisation poursuivie du malade malgré l'objectif affiché du respect de leur unité en tant que personne reconnue.

Les objectifs prescrits par les médecins y trouvent une place partagée, ce qui garantit l'évaluation pluriquotidienne par les soignants des résultats attendus de la prescription. Cette disposition permet à l'équipe d'être extrêmement réactive aux évolutions du patient et que soit pris en compte l'aspect anticipatoire de certaines prescriptions, tout comme leur caractère projectif qui, souvent, échappe aux équipes peu ou mal informées. Le soin ajusté prédispose à la mise en place des pratiques avancées qui ont toutes leur place dans une politique du juste soin.

Aucune équipe ne règle, en même temps, tous les problèmes d'un patient. L'avenir, toujours possible, est ici considéré et chaque problème est pris, à son tour, selon une hiérarchisation pratique. Le plan de soins individualisé, contrairement à la démarche de soin dont l'objet est surtout pédagogique, a pour objet de maintenir, à jour donné, les objectifs à atteindre pour le patient ainsi que les actions et surveillances nécessaires à l'équipe qui s'occupe du patient. Il est modifié en fonction de l'évolution du patient. Les soins vont alors, tout naturellement, s'organiser autour des objectifs à atteindre et non plus sous la forme d'une « marche en avant », qui ne vise que la réalisation de tâches dissociées les unes des autres. Ainsi, chacun des problèmes très concrètement inscrits dans le quotidien, est vérifié dans sa réalité tout comme l'objectif l'est dans sa faisabilité. L'équipe se construit alors autour des principes, de projet, de précaution et d'ajustement qui peuvent être alors authentiquement réalisés.

### *Les transmissions*

La participation de tous au même projet transforme les très classiques transmissions écrites, axées sur les « problèmes du jour », en véritable boîte de dialogue ou les échanges se font autour des problèmes et des objectifs en devenir. C'est une nuance apparemment mineure mais elle est d'importance. Chacun, et même les médecins, y exprime ce qu'il pense, ce qu'il comprend et ce qu'il envisage de la situation. L'écriture, bien que centrée sur les problèmes du patient et leur évolution attendue, y est libre et ouverte. Il ne s'agit plus de noter pour « tracer » ce que l'on a fait mais bien d'informer, au jour le jour, l'ensemble de l'équipe sur ce que l'on perçoit de l'évolution du patient ou de ses difficultés. La « trace » écrite reste, mais en faisant sens pour l'équipe et pour le patient. Les transmissions deviennent alors une source de connaissance clinique incomparablement plus riche que l'improbable « colloque singulier » académique, surtout lorsqu'il contribue à maintenir au lit ou dans sa chambre un patient qui pourrait être mobilisé mais qui attend que le médecin passe. Il est appréciable, pour un prescripteur, de voir, à la lecture des transmissions, vivre son patient et par là, exprimer tous les éléments de sa globalité.

### *Les surveillances*

La traçabilité, bien sûr, est indispensable. Elle est aussi objectivement plus conforme à la réalité lorsqu'elle est ciblée sur les effets attendus et partagés, que centrée sur des tâches à faire. Les différentes grilles d'évaluation et de suivi trouvent, ici, une place beaucoup plus pertinente que rangée au fond d'un onglet propre à chaque professionnel et donc inaccessible aux autres corps de métier. Seules sont actives les évaluations concourant à la réalisation des objectifs à atteindre. La responsabilité de chacun s'exerce autour de son rôle propre, au regard du projet voulu et construit pour et avec le malade.

Le soin ajusté permet la prise en compte de la singularité des sujets malades et des difficultés cliniques que pose la polypathologie intriquée. La démarche médicale classique symptomatico-déductive et les prises en soins sous-tendues par les organisations hospitalières, essentiellement produites, actuellement, par des managements en domaines transversaux, ne sont pas conformes aux principes toujours énoncés. Le soin ajusté utilise les acquis des systèmes qualité pour mettre en œuvre une technique et des organisations qui confortent, plutôt que ne contrarient, les principes d'un soin de qualité.

En outre, il apparaît que la mobilisation des moyens autour d'une globalité fonctionnelle, basée sur le concept de santé de l'OMS, est finalement moins dispendieuse à efficacité comparable, que celle nécessaire à la réalisation des évaluations globales totalisantes qui sont aujourd'hui la règle. Les actes ajoutés les uns aux autres pour documenter et justifier une prescription, une prestation ou une prise en charge sont non seulement extrêmement coûteux mais aussi particulièrement délétères pour la santé. En vérité, les évaluations globales totalisantes et leurs conséquences en situation épidémiologique de polymorbidité ruinent l'autonomie des patients, alors même qu'elle est leur bien le plus précieux, tout en même temps qu'elles ruinent les finances publiques.

## Stratégie de santé en soin ajusté

### LA PRISE EN CHARGE GLOBALE

Selon la méthode, la prise en charge globale d'un patient repose, non pas sur la juxtaposition de l'analyse des différentes compétences appelées au chevet du patient, mais sur la détermination effective d'un ou plusieurs objectifs partagés par l'ensemble de l'équipe qui s'occupe du patient, ainsi que par le patient ou son représentant. Des réunions de synthèse clinique ou de coordination peuvent répondre, en partie, à cette nécessité, mais ce n'est pas toujours facile, en particulier en ville, de réunir les intervenants dans des délais utiles et, surtout, ces réunions ne résolvent pas entièrement le problème. En effet, chaque intervenant utilise, de par sa formation et par obligation structurelle, le (ou les) dossier(s) de soin et les grilles d'analyse propres à sa spécialité et son champ d'intervention. De même, les objectifs sont définis en fonction d'un mode d'évaluation dont les critères dépendent essentiellement du rôle assigné à chaque professionnel selon les critères d'évaluation professionnel qui lui sont propres. Il s'en suit que les réunions de synthèse clinique ne permettent que rarement que chacun des soignants partage (au sens où il s'en sent également responsable) les problématiques des autres compétences ou qu'il les hiérarchise au même niveau. On peut noter, à titre d'exemple, que la formation des infirmiers à la méthodologie symptomatico-déductive, archétype du modèle médical et structurant à bon droit leur rôle propre, aggrave ce processus organique. Que les médecins puissent soigner une insuffisance respiratoire, pendant que les infirmiers soignent un trouble des échanges gazeux, pourrait prêter à rire si, en définitive, l'essoufflement du malade et les conséquences de celui-ci en termes fonctionnels n'étaient pas oubliés. Par ailleurs, ces réunions écartent souvent le patient, ce qui n'est pas sans poser problème quant au respect de sa dignité et de son autonomie.

## LA HIÉRARCHISATION DES OBJECTIFS

Pour résoudre cette difficulté et dépasser la tendance au cloisonnement et à la parcellisation du patient, l'approche proposée par l'OMS, pour les pathologies chroniques invalidantes, est la plus reconnue.

Construire une stratégie impose, à partir d'une situation, de déterminer un ou plusieurs objectifs et d'organiser les moyens d'y parvenir.
Il s'agit d'interpréter la globalité, on l'a vu, non plus en termes de juxtaposition des compétences, mais en évaluant, ensemble et en même temps, les trois niveaux d'analyse que sont les pathologies, les invalidités et les handicaps sous la forme d'antécédents et de conséquences. Plus concrètement, autour de l'idée que l'analyse d'une situation patient repose sur l'analyse des dépendances (le patient a besoin de qui et de quoi pour faire quoi?), sur celle de l'autonomie (que dois-je négocier avec l'interlocuteur?) et sur la recherche de l'ensemble des pathologies responsables des dépendances constatées ou du défaut d'autonomie. La démarche clinique symptomatico-déductive reste utilisée pour atteindre les diagnostics des pathologies mais elle n'est plus structurante. Ainsi peuvent être déclinés formellement les objectifs communs d'une équipe tendue vers la résolution des problèmes du patient, tout comme peuvent être précisées, au cours du temps et du contexte, les attitudes des différents professionnels réunis pour soigner le patient.

La méthodologie des systèmes qualité peut dès lors être reprise, non pas sous une forme autosatisfaite mais pour coller aux exigences du soin. Cinq impératifs guident alors la démarche :

- travailler en équipe, c'est-à-dire ensemble, chacun à sa place et dans son rôle mais tendu vers le même objectif ;
- hiérarchiser les problèmes selon une logique de soin compréhensible ;
- ajuster l'idéal des soins aux possibilités du patient et de son écologie ;
- assurer la traçabilité, non seulement des actes mais, surtout, de l'intention qui les porte ;
- pouvoir changer d'avis et rester adaptatif.

## LE DOSSIER DU SOIN AJUSTÉ

L'idée même de « dossier » est dépassée si l'on considère les moyens informatiques qui sont aujourd'hui à notre disposition. La technologie disponible aurait dû éliminer cette vieille pratique du classeur - avant cartonné aujourd'hui électronique - où sont colligées les différentes informations nécessaires aux soins et où l'on vient piocher les données que l'on souhaite exploiter.

L'électronisation anarchique des dossiers de soins, dans les établissements de santé et chez les professionnels, pose plus de problèmes qu'elle n'en résout. En effet, l'architecture des dossiers est restée la même que celle des dossiers papiers et elle s'organise autour de la méthode symptomatico-déductive, laquelle ne répond plus, on l'a vu, aux exigences de la médecine moderne.

L'interopérabilité n'est pas toujours possible et la récupération des données nécessaires aux bonnes pratiques reste toujours un problème non résolu.

Mais il y a pire. Les dossiers de soin, aujourd'hui, ne servent plus le soin. Bluffés par les performances des systèmes informatiques, les concepteurs en ont profité pour y glisser des fonctionnalités qui servent moins l'intérêt des patients que celui des administrations. Ainsi la plupart des dossiers permettent la gestion analytique, le contrôle, les statistiques, le suivi des pratiques au prix d'un temps de saisie, ponctionné sur le temps du soin, et au détriment de la logique du soin qui est de rester sur des objectifs voulus et partagés par le malade. Même les outils bureautiques ont fini par dépouiller les courriers de toute signification et d'humanité. Aux courriers qui s'adressaient à un confrère pour parler d'un malade se sont substitués des comptes rendus, voire des copies ou des impressions de dossiers, aussi indigestes qu'inutiles car dépourvus de toute signification pour celui qui les reçoit et qui va suivre le malade.

La triple dissociation des malades par spécialité, par symptôme et par professionnel s'en trouve renforcée, chacun revendiquant son domaine et exigeant qu'il soit repéré et exclusif dans le dossier.

Le soin ajusté réclame un dossier de soin qui soit l'outil du soin. Celui-ci doit permettre l'ajustement du soin et sa réalisation jusqu'au bout du social, étant entendu que le point central doit rester le patient et les difficultés qui le concernent excluant toutes autres considérations.

En soin ajusté, le dossier (au sens d'un emplacement où sont rangées les données médicales du patient de manière plus ou moins indexée) doit être accessible à tous les soignants, alors que chacun doit pouvoir s'organiser selon sa propre ergonomie. Ainsi, chacun, en responsabilité, organise et enrichit son domaine en fonction des besoins spécifiques du patient. Par exemple, le médecin regroupe les différents résultats d'examen, l'infirmier et l'aide-soignant, ou l'auxiliaire de vie, mettent en place des feuilles de suivis spécifiques et des traçabilités (douleurs, escarres, surveillance alimentaire...). Il en va de même pour les travailleurs sociaux, ergothérapeutes, kinésithérapeutes et toute autre compétence nécessaire à la conduite des soins pour le patient.

En soin ajusté, chacun, ayant accès au domaine de tous les autres, pourra compléter sa connaissance du patient et vérifier que sa part de travail est complémentaire à celle des autres au regard des objectifs définis. Surtout, la démarche de soin et son ajustement y sont organisés de manière formelle. Le Plan de soin individualisé est remis à jour sous la responsabilité du médecin traitant. Il s'agit d'ajuster, sous une forme écrite, les transmissions des uns et des autres au projet. Les transmissions sont, bien sûr, ciblées mais elles le sont sur les objectifs qui justifient d'une action ou d'une surveillance particulière au jour donné.

Il faut insister sur les transmissions dites ciblées. Elles le sont, en école classique, sur les problèmes et non sur les objectifs. Outre que, pour des problèmes identiques, les objectifs peuvent différer, le travail mental projectif qu'impose cette exigence produit un enrichissement de la pratique. Pour accompagner l'infirmier, les prescriptions médicales sont justifiées, bien sûr, sur la base des constatations cliniques et des diagnostics notés au dossier, mais surtout sur la base d'objectifs clairement explicités et utilisables par l'ensemble de l'équipe au regard de la prescription.

L'exigence imposée aux médecins de prescrire à l'objectif, plus difficile qu'il y paraît, enrichit la pratique. Elle permet, en outre, aux membres de l'équipe de s'approprier la pensée médicale et son cheminement. La cohérence de l'équipe, sous le regard du malade, s'en trouve renforcée. Enfin, les transmissions, habituellement utilisées par les soignants pour mettre en œuvre la traçabilité, sont remplacées par un espace de dialogue ou chacun, sans exclusive, reprenant les objectifs cibles actualisés, note les résultats, l'évolution, ou les difficultés rencontrés. Cette espace permet, ainsi, d'échanger autour de chaque problématique et de résoudre, en direct, les questions qui se posent ; l'écriture garantissant la responsabilité et la réflexivité propre à toute démarche qualité lorsqu'elle n'est pas en trompe-l'œil.

Cela n'empêche pas que chaque professionnel dispose d'espaces dédiés lui permettant d'assurer la traçabilité des données techniques propres à sa compétence.

On s'étonnera, sans doute, de l'évidence de ce que propose le soin ajusté. Le plus étonnant est que tout est fait, actuellement, pour contrarier une telle approche. L'interdisciplinarité, le travail d'équipe, la vision globale, l'élaboration d'objectifs sont, en effet, des évidences quand on soigne, quel que soit le niveau de responsabilité où l'on pratique. Le fait de scinder les données selon les différents professionnels contribue au morcellement des malades. Il n'est pas inutile que l'outil de soins qu'est le dossier structure, plutôt que ne contrarie, la volonté de voir se développer, autour de chaque patient, une pratique d'équipe centrée sur la santé du patient.

Le dossier du soin ajusté doit permettre l'évaluation globale compréhensive des malades autant que le suivi. Le juste soin réclame que les systèmes d'information soient redéfinis sur cette base et non sur des options de gestion, de surveillance et de coercition.

CHAPITRE 4

# La politique du juste soin : une politique de santé permettant le soin ajusté

## CHANGER LA DOCTRINE STRATÉGIQUE : UNE NÉCESSITÉ

### Critique de la métrométrie

La politique de santé est, depuis trop longtemps, métrométrique. Sur la base d'une analyse des flux financiers, elle se contente, d'une part, d'arbitrer entre les différentes sources de prélèvement qui alimentent le système et, d'autre part, de réduire ce qui apparaît comme des coûts, en s'efforçant de faire croire qu'il n'existe aucune restriction.

Trop de ponctions sont faites sur le système économique, au regard de l'amélioration constatée de la santé en population générale. Certes, quelques belles réussites donnent encore le change mais elles ne trompent plus personne. L'évidence d'un gâchis de moyens saute aux yeux sans que l'on veuille en admettre la raison. Contre toute attente, la rectangularisation de la courbe de survie ne se produit pas et l'envahissement redouté du système par la comorbidité se confirme. Après avoir prétendument installé un contrôle dit médicalisé des dépenses, une enveloppe a été fixée qui limite les dépenses de santé sans que soit jamais réfléchie la façon dont la santé de la population va pourvoir être améliorée sinon par l'évocation d'une politique de prévention. Le principe de base est que système, tel qu'il est, devrait être maintenu mais rendu plus soutenable.

Raisonnant secteur par secteur, ceux-ci ont été mis en concurrence et chacun d'eux cherche à réduire ses dépenses tout en augmentant ses produits comme dans toute entreprise dont l'objectif est de réaliser des profits. Le « tout ambulatoire » est une caricature de cette situation. Il s'agit, pour les établissements, de ne garder que les patients qui leur coûteront le moins, rapporté aux examens et aux traitements qui pourront justifier d'une facturation. L'hospitalocentrisme, dès lors, se voit renforcé par la captation d'actes qui feront du chiffre et du volume, quitte à favoriser la répétition d'examens systématiques renforcés en cela par les protocoles de soins et les recommandations. La multiplication des hôpitaux de jour et autres équipes mobiles n'a pas d'autre objet que de drainer les ressources en interceptant les malades dûment sélectionnés.

En vérité, chacun cherche à déporter ses économies sur le voisin, oubliant qu'une dépense, où qu'elle soit faite, coûte toujours à l'ensemble de la collectivité et qu'elle est ponctionnée sur l'activité économique. Mais il y a pire, cela renforce la sélection des malades et laisse de côté ceux qui, trop complexes et peu valorisables, ne présentent pas d'intérêt au sens le plus utilitaire du terme. Que les patients polymorbides complexes ne trouvent place nulle part dans le système ne doit rien au hasard mais tout à la bonne gestion de ceux qui, considérant les lieux de soins comme indépendants les uns des autres, exigent la rentabilité de chacun des prestataires de soins indépendamment les uns des autres.

## Ouvrir la boîte noire

Il semble bien que la grande inconnue de ceux qui pensent piloter le système soit son fonctionnement interne. Tout ce passe comme si la façon dont on produit les soins actuellement est un acquis indépassable et que seul compte l'équilibre financier. La première partie de ce texte aura-t-elle pu les éclairer ?

L'approche du juste soin défendue ici est d'interroger les problèmes que posent les patients au système de santé tel qu'il fonctionne, et non pas de considérer les problèmes qu'a le système pour fonctionner comme il le fait depuis la grande réforme de 1958. Continuer d'affirmer que l'organisation des soins est optimale et que ce sont l'attitude, les pathologies ou la situation sociale des patients qui posent soucis n'est plus tenable. Il est certain que le système est sous-financé, la récente crise du Covid-19 l'a suffisamment démontré. Mais il est tout aussi certain que les dépenses sont excessives, au regard de la mise en santé de la population. Il n'est plus temps d'accuser les uns et les autres pour s'éviter d'interroger le fonctionnement d'un système qui semble avoir perdu sa raison d'être. Il ne s'agit plus de produire des actes de soins qui seront consommés mais de produire de la santé.

Le juste soin réclame une méthode clinique. Cette méthode, c'est le soin ajusté tel qu'il est décrit ci-dessus. Celui-ci a pour destination de remplacer la pertinence normative en tant que principe organisateur du système de santé. Cela exige une transformation profonde. Savoir et comprendre ce qui se passe réellement, en tous les points du système, impose de s'intéresser effectivement au parcours de chacun des patients. Aujourd'hui, d'abord livré à lui-même, ce dernier ne peut compter que sur lui-même et sur de vagues campagnes de communication pour être dépisté à temps d'une pathologie éventuellement curable. Il ne bénéficiera d'aucune éducation à la santé, à défaut d'entrer dans une filière spécifique. Diagnostiqué, il subira les affres de la critérisation et verra se multiplier les examens, souvent les mêmes, répétés à mesure que différents spécialistes seront sollicités. Changeant de lieu de soin, ou même de service, dans un même établissement, la répétition sera redoublée. Enfin, si tout est conforme, il pourra bénéficier des soins. À défaut, il se verra reprocher les dysconformités qui compromettent le bon déroulement des soins et remettent en cause sa présence dans une filière devenue inadéquate. Si la malchance veut qu'il souffre de plusieurs pathologies, ses chances de pouvoir bénéficier des meilleurs soins diminueront, jusqu'au point où plus aucune filière dédiée ne l'acceptera. Il recevra plusieurs prescriptions non synchrones et détachées les unes des autres, à charge pour lui de faire les choix qui éviterons les redondances, les incompatibilités et les risques. Les conséquences fonctionnelles, et donc sociales, seront elles aussi dûment évaluées et critérisées, systématiquement, à chaque point de passage, sans pour autant qu'un réel suivi-accompagnement puisse être organisé et pérennisé. Pire, à chaque étape, son autonomie sera remise en question et son choix limité à l'acceptation du soin prévu ou à la déchéance de son statut de malade acceptable.

Pourtant, partout, il remarquera des soignants dévoués, attentifs et scrupuleux. Partout, il constatera l'humanité et le professionnalisme de ceux qui soignent. Il ne verra pas, par contre, la lutte acharnée qu'ont à mener ces professionnels pour permettre les soins les plus adaptés, le temps qu'ils passent à se justifier, à convaincre les payeurs, à remplir les formulaires tous plus abscons les uns que les autres. Il ne verra pas, non plus, le temps qu'ils passent à ne pas pouvoir s'occuper de lui, occupés qu'ils sont à nourrir d'informations ceux qui décident des soins, sans jamais voir de malades, ou le temps passé à réclamer ce qui est nécessaire à ses traitements.

Se rend-on compte à quel point ce système est devenu aliéné par la défiance ? À quel point les soignants s'épuisent, non pas à faire leur travail, mais simplement à pouvoir le faire ? Peut-on, lorsqu'il s'agit de politique, regarder les choses comme elles sont et non pas comme on voudrait qu'elles soient ? Regarder les choses comme elles sont, ouvrir la boîte noire, impose que soient mises en œuvre des solutions concrètes, qui dépassent la formulation d'intentions vertueuses et sympathiques.

## Mettre en place un système d'information cohérent : un gage d'efficience

L'efficience est un des mots du vocabulaire de la novlangue managériale qui contaminent le système de santé. Ce n'est pourtant pas un mot grossier, puisqu'il invite au rendement, à l'efficacité et à la performance. Reste que, malgré ce mot rabâché jusqu'à la nausée, le produit fini du système de santé reste indéterminé. L'efficacité et la performance ne sont évaluées que sur des critères financiers.

Aucun acte médical technique ou intellectuel n'a d'intérêt en soi. Il peut être parfaitement exécuté et dans les conditions les plus optimales, si l'objectif n'est pas défini, il reste vain, quel que soit son prix. À titre de comparaison, les équipes de recherche et développement du monde aéronautique ont pu construire et optimiser les déplacements en avion entre un départ et une destination. Il n'en demeure pas moins que la somme dépensée par le client pour être transporté n'a de valeur qu'au regard de la décision de partir pour arriver en un lieu précis à un moment choisi et défini par lui. Il en va de même pour tout acte médical. L'important est de savoir d'où on part, où on va et comment on va s'y rendre. Les moyens techniques du soin n'ont qu'un intérêt accessoire, même si l'on comprend bien que les moyens employés doivent être optimaux au regard de la situation clinique.

L'efficience dans le juste soin est de donner les moyens à ceux qui prennent les décisions stratégiques (les médecins) d'avoir en main toutes les informations requises et d'avoir accès aux techniques les plus éprouvées sans qu'ils se sentent obligés de les recontrôler ou de les revalider selon leurs propres sources ou leurs propres critères.

L'efficience dans le juste soin est de donner les moyens, à ceux qui prennent les décisions opérationnelles, d'avoir à disposition toutes les informations requises pour suivre, contrôler et apprécier la trajectoire de santé impulsée, en vérifiant que l'ensemble des paramètres restent nominaux en toutes circonstances.

Le Dossier médical partagé (DMP) est présenté comme ayant pour ambition ce double objectif. Pour l'instant, il reste une cause de dépenses bien inutile que l'on ne peut pas reprocher aux soignants. En vérité, il n'a pu être pensé que par des gens qui ne maîtrisent ni la pratique clinique, ni la science de l'outillage. Pire, certains l'ont même imaginé comme filet à données personnelles et ne rêvent que d'y pêcher la matière première qu'ils souhaitent exploiter. C'est un échec, faute d'accepter la modernité. Vouloir imposer à tous la même indexation, la même hiérarchisation et la même classification est intenable, ne serait-ce que parce que chaque intervenant n'a pas besoin, toujours ou au même instant, de toutes les données et qu'il ne les utilise pas forcément de la même manière. Vouloir reproduire sous format électronique les vieux dossiers papier et la vieille méthode clinique ne fait que conforter les schémas d'une pensée toujours construite autour des monopathologies guérissables. Faire en sorte, enfin, que le dossier médical partagé soit un outil de surveillance des pratiques sans le dire et sans avoir prévu d'analyse contradictoire ne pouvait conduire qu'au rejet.

Les ingénieurs informaticiens savent qu'il est possible de créer un système de données multi-accessible et interopérable. Les données existent puisqu'il a fallu les produire. Il manque, essentiellement, qu'elles soient disponibles et qu'elles puissent être utilisées à la convenance de chacun sans que cela perturbe l'activité des autres. La question n'est donc pas de créer ou d'exploiter un DMP contraignant, déjà dépassé et centralisateur, mais au contraire de rendre accessibles et exploitables toutes les données produites, au minimum celles qui font l'objet d'un remboursement et donc déjà colligées.

Fonctionnellement, chaque acte médical remboursé, ayant produit un courrier, un compte rendu, une image ou toute autre donnée, devrait être disponible sur un format exploitable par l'ensemble des professionnels de santé, sous couvert d'une double identification, professionnel versus malade, tracée jusqu'au sein des établissements de santé. Qu'un praticien puisse connaître l'ensemble des examens et consultations réalisés ainsi que leurs résultats, au moment où il s'apprête lui-même à prescrire, est un des minimums nécessaires. Qu'il puisse organiser les données à sa mesure d'utilité est un gage de confort et donc d'efficience. Dans les suites, qu'un paramédical, ou tout autre soignant, puis connaître l'ensemble d'un projet de soins et la place qu'il y occupe est la meilleure façon d'enchaîner la stratégie à son opérabilité. C'est aussi l'assurance que l'optimisation thérapeutique pourra être faite sur une vision complète qui ne soit pas nécessairement totalisante.

Le juste soin ne peut pas passer à côté de la création d'un système d'information répondant au besoin de sa démarche. C'est la première urgence et le premier pas. En outre, seul un système d'information digne de ce nom permettra de passer d'un contrôle fait a priori à un contrôle fait a posteriori. C'est la condition d'un retour de la confiance.

## Passer d'un contrôle fait a priori à un contrôle fait a posteriori : restaurer la confiance

Sans confiance, l'information ne circule plus, chacun se protège et les prises de décisions s'appuient sur un formalisme artificiellement protecteur, essentiellement bloquant. La *pertinence normative* qui organise le contrôle, et par extension l'ensemble du système, est la cause majeure de l'effondrement constaté. Les règles qui s'accumulent et qui s'opposent à toute responsabilité majorent systématiquement les coûts et dégradent la qualité. Il est illusoire de prétendre à la moindre optimisation thérapeutique quand le contrôle lui-même participe de la dissociation des malades selon des règles établies par monopathologies, par symptômes ou par profils professionnels.

Cette situation de défiance est expliquée par le mythe du « bon soin » qui veut qu'à un diagnostic ne corresponde qu'une thérapeutique et une seule : la bonne. Il s'ensuit une multiplication d'examens, d'évaluations et de mise en grilles autorisées et validées, lesquels ouvrent le droit de prescrire le soin ou à l'entrée dans une filière identifiée. Hors critère, point de salut. La quantité d'énergie et d'argent dépensée pour justifier du moindre choix est devenue sans commune mesure avec les besoins ou les possibilités du patient et, surtout, hors de proportion au regard des moyens disponibles. La multiplication des étapes validant les prises en soin génère plus de surcoûts que les économies supposées être obtenues par les contraintes imposées aux soignants.

Il y a pire. Faire un écart à la norme est devenu inenvisageable. Les patients hors critères ne sont tout simplement plus soignés, voilà le fait sur lequel repose la maîtrise des dépenses : d'un côté un maximum d'examens critérisants, de l'autre, l'abandon des malades invalidés laissés sans moyen concret de prise en soin. Seul subsiste le bon patient présentant la bonne pathologie (celle qui, accessible aux soins, a toutes les chances de donner le résultat positif attendu). Malheur aux autres, il leur est vivement conseillé de mourir vite et bien pour se conformer, cette fois-ci, au mythe de la « bonne mort ». Dans le meilleur des cas, ils auront été « passés » en soins palliatifs, utilisés, dès lors, comme cache-misère (la dotation de ces unités spécialisées ne couvre pas les besoins généraux de la filière que l'on prétend faire exister). Et pour ceux qui n'ont pas le bon goût de mourir, la non-conformité aux processus de soin les fera étiqueter comme « bed-bloqueurs » ou comme « cas sociaux ». La messe est dite.

Les moyens modernes de gestion de l'information auraient dû nous permettre de sortir de ce schéma dogmatique, obsolète et rejeté par tous. Mais, ici comme ailleurs, la représentation générale de la santé, soutenue par ses mythes, bloque toute évolution.

Le cadre du juste soin pose les choses autrement. Fort du système d'information, dont la mise en place est un préalable, il devient possible de construire un contrôle « a posteriori ». C'est-à-dire un contrôle capable de reprendre les attendus du soin plutôt que leurs conditions préalables de réalisation. Il repose sur la traçabilité des objectifs souhaités au moment leur prescription, sur la traçabilité de la justification des éventuels écarts par rapport aux pratiques recommandées, sur la traçabilité de l'évolution et des changements de trajectoire par rapport à celle imaginée au départ et, enfin, par la traçabilité des optimisations thérapeutiques faites à chaque prescription. Autant d'éléments que l'on s'attend à trouver dans le dossier de suivi de chacun des professionnels de santé concernés par le malade et qui doit être accessible à un contrôle qualité, au sens où celui-ci est entendu, comme un processus d'amélioration continu et non comme un moyen de coercition ou de blocage comme c'est le cas actuellement.

En clair, le contrôle en juste soin repose sur une pratique clinique modernisée et sur un système d'information favorisant les bonnes pratiques plutôt que de les contrarier. Il supprime les ententes préalables, toutes à la fois blessantes pour les professionnels et pénalisantes pour les malades, forcés d'attendre d'être dans les critères pour espérer accéder aux traitements les plus aboutis. Il supprime également les prescriptions réservées à tel ou tel établissement ou tel ou tel professionnel pour les réserver exclusivement à celui qui valide l'ensemble de la thérapeutique et qui est en capacité de la justifier par un projet voulu avec et pour le malade. Celui qui, en termes précis, assure et assurera le suivi-accompagnement.

# Réorganiser l'offre de soins : la fin des silos, de l'hospitalocentrisme et du morcellement

## LE SUIVI-ACCOMPAGNEMENT

C'est la base d'une pratique médicale bien comprise. Le suivi-accompagnement est au centre d'une pratique en soin ajusté. Il permet, dans une approche de proximité et effectivement centrée sur le patient, le dépistage, l'éducation à la santé, le suivi dynamique des différentes thérapeutiques, l'accompagnement des fins de vie et l'approche systémique ou psycho-sociale. Il recouvre donc l'essentiel de ce qui permet le maintien de la santé et la juste économie des moyens disponibles.

C'est peu dire qu'aujourd'hui ces besoins, pourtant fondamentaux, ne sont absolument pas couverts. Les suivis, lorsqu'ils existent, se font de manière spécifique, pathologie par pathologie, et sont souvent pilotés par des émanations hospitalières qui n'ont aucun regard sur les situations de vie concrètes des patients. Les médecins traitants, privés de visite à domicile, restent souvent en deçà de ce que leurs compétences pourraient apporter. Les dépistages se font essentiellement par campagnes de communication ciblées, souvent à l'occasion de journées dédiées, et leur pertinence n'est pas démontrée. L'éducation à la santé est inexistante ou se trouve, au mieux, faite dans des unités hospitalo-centrées à l'occasion de « stages », essentiellement profitables aux centres de soins qui les proposent et aux quelques patients sélectionnés qui en bénéficient. Le suivi des différentes pathologies est aujourd'hui confié aux seuls spécialistes, sans que l'accumulation des prescriptions ou leurs entrecroisements ne fassent l'objet d'une optimisation thérapeutique au sein d'un projet construit, sur un objectif défini. Au lieu de s'étonner des accidents iatrogéniques et des redondances, il faudrait s'émerveiller de leur rareté, compte tenu de l'invraisemblable imbroglio que provoquent ces prises en charge multiples et dyschroniques. Si le système fait encore illusion pour certains, c'est bien qu'il existe des médecins qui, coûte que coûte et contre tous, continuent de faire leur travail. Que dire, enfin, des fins de vie quand les produits nécessaires et utiles ne sont disponibles qu'à l'hôpital et qu'il est très mal vu de venir y mourir. Notons, au passage, qu'en général, les malades viennent à l'hôpital pour éviter de mourir et que c'est pour ça qu'ils y meurent beaucoup. Que l'on puisse trouver cela problématique pose question quant à l'intérêt que l'on porte à la volonté des malades. Espérer ne pas mourir n'est peut-être pas scandaleux.

Les moyens d'agir devraient être présents là où les personnes malades vivent, organisés directement par les soignants qui forment une équipe de circonstance le temps nécessaire. Seule une coordination modulable, réactive et ajustée peut être profitable aux malades et à l'ensemble de la collectivité.

Il convient donc, dans le cadre d'une politique du juste soin, de repositionner les médecins généralistes au cœur du système de santé en leur donnant, à la fois, les moyens de faire du soin ajusté (voir chapitre *mettre en place un système d'information cohérent*) et les moyens de faire de la coordination stratégique (voir chapitre *restaurer la place du médecin généraliste : l'assurance d'une coordination réussie*). Cela passe par la formation, qui devra être réorganisée, et par la tarification, qui devra clairement valoriser cette pratique au détriment des actes de valeur technique souvent isolés. Ces derniers pourront être confiés à d'autres ou à des intelligences artificielles ainsi remises à leur juste place (voir chapitre *repenser les formations et les rétributions*).

Il importe, compte tenu de la démographie médicale, que les médecins déjà formés soient incités à choisir cette pratique, quitte à reprendre une formation si leurs années d'étude en pratique générale leur apparaît trop lointaine, notamment lorsqu'ils se sont spécialisés.
Surtout, l'organisation générale ne devra plus permettre que des prescriptions isolées soient possibles, sans même qu'une optimisation thérapeutique ait été faite sur l'ensemble de la situation du malade. En dehors de toute urgence, aucun médecin ne devrait plus pouvoir prescrire qu'une seule partie des soins nécessaires. Chaque prescription, quel que soit le prescripteur, devrait annuler la précédente et la rendre caduque, obligeant ainsi la reformulation complète de la démarche de soin et la prise en compte de tous les paramètres. Pour ceux qui ne souhaiteraient pas prendre une telle responsabilité, un courrier au médecin généraliste du patient, justifiant les propositions thérapeutiques, permettrait à ce dernier de faire l'optimisation nécessaire en tenant compte du projet global, des circonstances et des conditions

effectives de réalisation, charge pour lui d'en expliquer les raisons en cas d'écart. Cela permettra, d'ailleurs, d'entretenir un cycle de formation continue, les spécialistes informant les médecins traitants des dernières connaissances acquises, alors que celui-ci exprimera les conditions de faisabilité. Il n'est pas douteux que de tels échanges pourront enrichir les pratiques bien mieux que l'application stricte de connaissances acquises en milieu spécifique isolé du contexte de vie.

Il importe, tout autant, que les médecins généralistes soient responsables, pour leur clientèle, du dépistage, de l'éducation à la santé, du suivi dynamique des différentes thérapeutiques et de l'accompagnement des fins de vie. On comprend, dès lors, que les moyens de coordination opérationnelle leur soient indispensables et qu'ils doivent pouvoir s'appuyer, pour effectuer leurs tâches, sur un réseau paramédical. Ce dernier doit, lui aussi, être étoffé dans le cadre d'une politique du juste soin. L'intérêt des pratiques avancées est, ici, valorisé plutôt qu'utilisé à des glissements de tâches visant la réduction des dépenses (voir chapitre *repenser les formations et les rétributions*).

Il est juste de dire, ici, l'énorme transformation culturelle que cela représente. La formation des médecins, outre qu'elle fabrique des spécialistes à valence étroite, osons le dire, invite à la compétition et à l'hétéroévaluation permanente. Il est bon d'affirmer ses réussites et ses diplômes pour ne rien dire des classements obtenus aux concours. Les egos étant ce qu'ils sont, chacun se prétend le meilleur et voit toujours d'un mauvais regard le travail de son confrère, sauf à ce que les périmètres de chacun soient bien définis. Cela ne fait qu'accentuer la dissociation des malades en zone de compétence, revendiquée dès que leur situation se complexifie.

La politique du juste soin doit poser clairement que le médecin responsable est le médecin traitant choisi par le patient, étant entendu que celui-ci soit effectivement formé à une pratique généraliste et aux soins ajustés.

## LES SOINS CADENCÉS

Le juste soin n'ignore pas qu'à côté des suivis-accompagnements continus, à la base de toute politique de santé, existent des situations où les soins se succèdent selon un rythme qui doit être cadencé. C'est-à-dire des situations qui appellent à une succession d'actes liés les uns aux autres par un enchaînement logique et par la nécessité opérationnelle. Il s'agit d'enchaînements d'examens cliniques, d'examens paracliniques et de gestes techniques nécessaires à l'obtention d'un résultat attendu. Chaque étape vise à réduire l'incertitude clinique et l'effectivité du soin. Le rythme d'enchaînement peut être variable et il doit, quelque fois, être rapide pour que la situation ne s'aggrave pas et puisse avoir une chance d'amélioration.

En raison de cette éventuelle nécessaire rapidité, l'habitude a été prise que les urgences, ici mal nommées, soient le dépositaire de ce type de soin, en plus d'être la porte d'entrée et de triage des établissements de soins. Il est vrai que ce sont, aujourd'hui, les seuls lieux où peuvent s'enchaîner les actes permettant de valider l'admission dans une quelconque filière.

Les urgentistes, eux bien nommés, aiment les cadences rapides et les afflux de malades qui en justifient. Ils sont formés à faire cela et on les aime pour cela. Ils sont victimes de leur succès, n'ayant pas su ou pu faire la différence entre les soins relevant d'une cadence élevée et ceux relevant d'une cadence plus faible, disons non-urgente pour qu'ils comprennent leur désarroi. On vient chercher, chez eux, le diagnostic rapide et la levée d'une incertitude, immédiatement suivis du soin qui soulage, sans avoir à parcourir la ville ou la campagne pour ceux qui le peuvent et, faute de pouvoir le faire, pour un nombre grandissant de malades isolés ou à mobilité réduite. C'est la seule offre où le mot filière a du sens puisqu'il s'agit effectivement d'un parcours de soin visant la compréhension ou l'extinction d'un symptôme. On écarte, ici, le problème des entrées dans les établissements qui relèvent de l'organisation hospitalière. Notons, tout de même, que les urgences sont aussi la vitrine des établissements et qu'elles permettent d'en accroître l'attractivité et les taux d'occupation. Ce dernier point explique, aussi, le développement de leur activité, longtemps valorisée par les administrations des établissements qui, longtemps aussi, y ont vu l'occasion de capter la patientèle et d'augmenter l'activité en consultations induites. Il se peut que cela soit toujours le cas pour les cliniques privées qui peuvent se payer le luxe de sélectionner les patients qui se présentent.

Répondant à une demande bien réelle, il importe, dans le cadre de la politique du juste soin, de permettre la création de filières d'actes de soins cadencés. Les urgences actuelles, avec leurs moyens projetés et ceux de la régulation, sont naturellement destinées à être des urgences à enchaînement rapide. En favorisant le regroupement des compétences et des moyens techniques nécessaires à ces situations, celles où la rapidité et les possibilités de débouchés, en termes de lits d'aval, ne sont pas des facteurs essentiels, l'offre de soins répondrait à un besoin manifeste actuellement délaissé. De telles structures existent déjà en Espagne et dans l'est de la France. Encore dans le vieux système, elles sont financées à l'acte et par subventions non pérennes.

Une politique du juste soin serait donc favorable à la création de structures regroupant médecins généralistes (idéalement formés aux soins cadencés), imagerie et biologie, pharmacie - pourquoi pas rattachées par télémédecine à des centres régulateurs - répondant ainsi à l'attente d'une population qui souhaite, de plus en plus, voir s'enchaîner les soins de manière logique et pertinente : être examiné, pouvoir faire les examens nécessaires, être éventuellement revu par le médecin avec les résultats et partir avec le traitement ou un courrier destiné au médecin traitant, encore une fois sans avoir à parcourir la ville ou la campagne ou à attendre dans l'angoisse, avec son symptôme, l'étape suivante.

Plutôt que de regrouper dans une même « maison » des professionnels faisant déjà réseau sur un territoire ou, pire, des compétences anecdotiques, voire celles de fausses médecines, il apparaît que le regroupement de compétences, permettant l'enchaînement des actes, serait d'un vrai profit répondant à une demande objective.

Il est tout de même dérangeant qu'un système prétendument excellent rejette, d'un côté, des patients éventuellement anxieux et pressés, sans être capable de couvrir les besoins en actes à cadence rapide, dans les délais utiles, sur l'ensemble du territoire. L'organisation pyramidale, faisant projet actuellement, ne peut que creuser l'écart entre des centres bien dotés et une périphérie qu'il l'est de moins en moins.

## LES ACTES DIAGNOSTIQUES ET THÉRAPEUTIQUES

Il n'est pas inutile, lorsque l'on réfléchit à la modernisation de l'offre de soins, de détacher les actes diagnostiques et thérapeutiques de la conduite stratégique des soins. Certes, l'un et l'autre ont, depuis longtemps, été confondus, mais les techniques et les savoirs ayant progressé, la situation a changé.

De plus en plus technique, précis et pointu, l'ensemble de ces actes relève d'une formation spécifique extrêmement spécialisée qui devient de plus en plus nécessaire, si l'on veut que les patients puissent bénéficier des soins les plus aboutis. Il est donc impératif, si l'on veut développer le juste soin, de former et de permettre la pratique de professionnels spécifiquement formés, sans pour autant devoir posséder le grade universitaire de Docteur. Certains professionnels apprécient cette pratique essentiellement technique et n'en exercent que cet aspect. Cette pratique pourrait être totalement détachée de celle du suivi-accompagnement du malade.

Il s'agit donc de définir les actes qui, sur le modèle des actes de radiologie ou de biologie, réclament des aptitudes tout à fait spécifiques qui n'ont pas forcément à voir avec l'ajustement des soins au projet thérapeutique. Ce qui n'enlève rien à leur apport qualitatif indispensable.

Certains pays ont déjà industrialisé les actes validés, codifiés et éprouvés, lesquels sont, dès lors, réalisés par des professionnels aguerris, éventuellement aidés par des robots. Certains, même, s'imaginent pouvoir réduire la médecine à ces actes. Bluffés par la technique et ses prodigieuses performances, ils définissent la santé comme technico-sociale. Ce qui ne relève pas d'une technique est défini alors comme du « social » au sens le plus méprisant du terme. Il va sans dire que la part technique soulève alors l'avidité des profits. D'un côté, des actes produisant du soin valorisable, de l'autre, la solidarité, si les moyens disponibles le permettent.

Sans vouloir contraindre personne à une pratique purement technique, la politique du juste soin propose que soient définies les pratiques devenues exclusivement techniques pour les placer dans le champ directement opératoire, à partir du moment où elles auront été suffisamment éprouvées et donc protocolisées. Ce qui ce passe déjà pour certaines pratiques, d'abord inventées puis diffusées vers d'autres équipes, doit trouver sa continuité dans une diffusion plus concrètement opérationnelle et définie comme telle. Leur valorisation en termes de consommables étant, dès lors, possible pour peu que la régulation par le marché soit effective.

Le lecteur attentif aura compris qu'il s'agit de diriger les Docteurs en médecine de haut grade universitaire vers le soin ajusté et le suivi continu, là où ils manquent cruellement, plutôt que vers des actes qui pourraient être faits par d'autres professionnels, sans doute moins capés mais plus efficients, au sens économique et performatif du terme.

## LES ACTES DE PRATIQUES COURANTES

Ce que nos amis belges nomment, avec humour, la bobologie est progressivement devenu le fonds de commerce des médecins généralistes qui, malgré eux, se sont vus dépouiller progressivement de ce qui faisait le cœur de leur pratique : le suivi-accompagnement, le dépistage, la prévention et l'éducation à la santé de la population vivant sur leur zone d'achalandage.

Victimes de la restriction par domaine des connaissances, couplée à la pauvreté des moyens alloués à leur formation continue, victimes de l'hospitalocentrisme, drainant vers les établissements l'essentiel des ressources et des pouvoirs, victimes d'une demande de plus en plus pressée et inquiète de la population exigeant, le plus rapidement possible, la levée de toute incertitude et, sans doute aussi, victimes de la facilité offerte par une cotation à l'acte, les justement nommés médecins généralistes finissent par disparaître, même si nombreux sont ceux qui résistent, malgré tout, à la force des représentations sociales et à une administration qui les méprise.

La démographie médicale témoigne plus d'une désaffection pour ce métier des territoires que d'un insuffisant nombre de médecins. La question qui se pose vraiment est de savoir pourquoi des praticiens si essentiels à l'offre de santé sont-ils à ce point sous employés à des tâches subalternes ou inutiles ; et même, allons jusqu'au bout, pourquoi sont-ils contraints de s'accrocher à ces dites tâches pour survivre, contribuant ainsi à leur propre disparition ?

La politique du juste soin, proposée ici, ne cherchera pas de coupable à ce constat mais elle s'acharnera à redonner aux praticiens les plus essentiels la place et le rôle qu'ils doivent y tenir. Rappelons cette fonction : la coordination stratégique des soins poursuivie jusqu'au bout de social. Il importe donc que leur rémunération soit à la hauteur des enjeux, valorisante autant qu'adaptable aux multiples situations qu'ils rencontrent. Soumise aux aléas des événements locaux, aux pathologies saisonnières, aux caractéristiques de leur bassin de vie et de leur patientèle, leur pratique ne peut s'envisager comme homogène. C'est d'ailleurs pourquoi, redisons-le, la norme est le plus mauvais critère qualité qui puisse leur être opposé.

S'agissant, dans ce chapitre, des soins de pratique courante, dits de bobologie, il va de soi que ceux-ci doivent être assurés et qu'ils sont l'occasion d'introduire une relation éventuellement adéquate au suivi-accompagnement. Il convient donc de les préserver tout en leur donnant une place justement accessoire. Il convient donc de restituer aux médecins généralistes les marges de manœuvre qui leur sont nécessaires, que ce soit en temps ou en indépendance et donc, de faire la différence entre une décision et un acte. Si certaines tâches peuvent être déléguées à d'autres professionnels, l'éparpillement et la multiplication des réalisateurs ne remplaceront pas la nécessaire coordination stratégique qui, seule, peut être garante d'une qualité authentique. Faute de médecins formés au soin ajusté et en capacité de le mettre en œuvre, il ne restera en première ligne que les sergents recruteurs des établissements de soins qui viendront y faire leur approvisionnement en malades clairement étiquetés et rentables.

### *Les pharmaciens*

Dans un système de santé entièrement dominé par la pertinence normative, on comprend fort bien que les pharmaciens peuvent assurer la délivrance de médicaments à partir d'un diagnostic établi, éventuellement par le patient lui-même ou à partir de protocoles définis. On voit bien, dès lors, que si le diagnostic peut s'automatiser, la tentation est grande de se passer des médecins. C'est la voie choisie actuellement pour répondre à la problématique des déserts médicaux et à la perte de revenus des pharmaciens provoquée par la baisse des prix des médicaments, le développement des prescriptions plus raisonnées mais aussi par les restrictions voulues ou subies.

Le maillage territorial des pharmacies, encore préservé, disparaît lui aussi peu à peu et l'insécurité de l'approvisionnement grandit.

Ici comme ailleurs, pour répondre à une problématique bien réelle, on utilise les pharmaciens en missions détournées, quitte à gâcher des compétences qui seraient bien utiles dans la sécurisation des ordonnances de plus en plus complexes et multiples, à la délivrance et à la dispensation des thérapeutiques ainsi qu'à l'éducation thérapeutique. Encore faudrait-il que l'action puisse se situer dans le cadre d'un projet qui ne soit pas celui de chacun des professionnels, ici du pharmacien. La dissociation des malades n'est pas seulement celle des organes, c'est aussi celle des critères professionnels et des symptômes, lorsqu'ils sont détachés les uns des autres.

Les premiers progrès à réaliser seraient de faire entrer les pharmaciens dans l'offre de soins cadencée. Déjà, la télémédecine permet que les patients vus à domicile ou au cabinet puissent recevoir, chez eux, les médicaments et autres matériels. Il serait souhaitable qu'ils puissent recevoir, de la part du pharmacien, une information concrète quant à leur traitement, spécifiant leur utilité, le nom, la taille et la couleur des comprimés ainsi que les critères d'efficacité. Bon nombre de pays ont développé la pratique d'une pharmacie clinique au chevet du malade. C'est très utile aux médecins qui ont besoin de connaître les qualités pharmacologiques d'un produit pour prescrire et cela développe, chez les pharmaciens, un sens pratique des écarts à la norme qu'ils n'ont pas en restant dans leurs officines. Malheureusement, ces pratiques restent hospitalières, souvent même anecdotiques, et les connaissances acquises en ce domaine restent sous-exploitées, dans les établissements comme en ville.

Que les injections, ou d'autres prises spécifiques, puissent se faire en pharmacie ne devrait choquer personne, pas plus que le fait qu'un médecin puisse, lui aussi, administrer voire distribuer les premières doses d'un produit. Tout cela requiert de réfléchir à l'organisation des successions d'actes et à leur regroupement. Ce que l'on a appelé les soins cadencés.

À côté d'une telle nécessité, les maisons de santé, telles qu'elles sont pensées présentement, ne sont que de vains gadgets.

## LES ÉTABLISSEMENTS DE SANTÉ

Ce n'est pas le moindre des paradoxes de constater l'incapacité des hôpitaux à prendre en soins les personnes polypathologiques chroniques et de reproduire l'organisation hospitalière dans le moindre établissement médico-social. Ce paradoxe témoigne d'une confusion cultivée entre les actes diagnostiques et thérapeutiques et le soin à proprement parler. Les uns et l'autre sont tout autant indispensables mais l'effacement du soin au profit des actes, désormais détachés de toutes perspectives de bien-être au-delà de quelques heures à quelques jours, prive les malades, fussent-ils appelés résidents, d'un espace qui ne soit pas contaminé par leur propre maladie et le regard « médical » posé sur eux.

Historiquement, l'humanisation des hôpitaux a quasiment été concomitante de la médicalisation des maisons de retraite. Ce mouvement était nécessaire pour ceux qui ont connu et se souviennent de ce qu'étaient les hospices et certaines maisons de retraite. Ici comme ailleurs, il ne s'agit pas de revenir en arrière. Le juste soin ne cultive pas plus le mythe du « bon temps » que ceux de « bon soin » et de la « bonne mort ». Mais force est de reconnaître que le mouvement s'est laissé emporter par sa propre inertie, jusqu'au point d'inventer l'hôtel-hospitalier à côté d'hôpitaux soi-disant devenus plus humains mais, en pratique, inhospitaliers.

Dans le cadre du juste de soin, deux types d'établissement doivent être définis avec clarté et répondre à des besoins différents. On devrait pouvoir distinguer les établissements où sont disponibles les techniques de soins nécessaires aux actes curatifs, diagnostiques et de maintien de la vie d'un côté (Home Cure) et les établissements destinés à accueillir les personnes malades et fragiles relevant d'une surveillance ou de soins constants d'autre part (Home Care). Cette distinction existe déjà, mais elle n'est pas assumée. Organisés en filière de monopathologie, les premiers cherchent à réduire le nombre de malades malvenus dans leur organisation inappropriée (ceux qui ne trouvent place dans aucune filière), alors que les seconds s'organisent de plus en plus selon le modèle des premiers, oubliant leur fonction première pour pouvoir garder les malades qui ne trouvent plus place en face. Si l'offre de soins doit offrir des lieux où les actes diagnostiques et thérapeutiques puissent être faits, et éventuellement s'enchaîner dans une logique d'efficacité, le juste soin suppose qu'existent, malgré ces actes nécessaires, des lieux de continuité avec la vie d'avant et d'après. Il n'est pas légitime, ni que le processus thérapeutique éteigne tout processus de vie sociale et intime, ni que les malades les plus complexes et les plus fragiles échappent aux techniques de soins les plus éprouvées. Il n'est pas plus légitime qu'aux pathologies qui s'accumulent, soient imposés des changements de lieux de vie, au prétexte que ceux-ci ne sont pas « adaptés ».

Une politique du juste soin réclame de sortir du gloubi-boulga des financements actuels où le jeu consiste, pour chaque établissement, chaque collectivité ou chaque organisme financeur, à faire payer le voisin. Le triptyque soins-dépendance-hébergement peut toujours être joliment plié pour faire une figure origamique dont on se satisfait. Il n'en demeure pas moins que ce sont toujours des prélèvements faits sur l'ensemble de l'économie et que les crédits des uns se retrouvent en débit chez les autres.

### *Les établissements de soins médicaux (Home Cure)*

Le système de santé est pourvu de nombreux établissements de soins. La politique actuelle est d'en réduire le nombre et, pour chacun, d'y réduire le nombre de lit. Les raisons invoquées sont la rationalisation et la sécurité. Ce sont des arguments qui s'entendent si l'on veut conserver la logique hospitalo-centrée et la pertinence normative actuelle, à partir d'une base pyramidale dite de première ligne, qui trie sur la base de critères établis. Les patients sélectionnés par leur pathologie remontent ensuite, selon une filière définie, vers les hôpitaux généraux de proximité puis, éventuellement, vers les Centre hospitalo-universitaires (CHU) s'ils se montrent dignes d'intérêt et conformes à l'attendu du parcours dédié. À la filière montante des patients correspond celle descendante de la formation, des protocoles et des procédures bâtis sur les cas « purs » qui ont pu remonter jusqu'à la pointe de la pyramide.

Cette organisation a eu le mérite de fonctionner à merveille et de permettre l'excellence effective du système français qui, rappelons-le, était encore, en 2000, classé comme le meilleur du monde selon l'OMS. À l'époque, rappelons-le aussi, les effets du « tournant budgétaire » des années 90 n'avaient pas encore produit leurs tristes résultats et, surtout, existait encore un tissu de médecins généralistes et de spécialistes couvrant effectivement les territoires. C'est une époque passée où l'ambulatoire aurait pu être une bonne idée si les conditions épidémiologiques n'avaient pas, elles aussi, changé. Ce que l'on feint toujours d'ignorer.

En effet, sans être anticipés, l'afflux massif et continu de malades polymor-bides est venu perturber le fonctionnement bien rodé des établissements. Encouragés à gérer plus étroitement leurs dépenses, et surtout d'assurer leurs recettes, les établissements se sont progressivement tournés vers les actes de soin qui font du chiffre et du volume, développant les activités à haute valeur ajoutée, alors même que la demande en soins complexe, à très faible marge positive, s'enflait irrémédiablement. La compétition entre filières, entre établissements et entre la ville, pour capter les malades profitables, était alors ouverte. Elle s'achève avec le plan santé actuel qui acte la disparition de la première ligne et consacre le maintien d'une organisation pyramidale malgré la situation épidémiologique. En d'autres termes, la politique envisagée acte, en sacrifiant les malades complexes, coûteux et compliqués, qualifiés d'« inappropriés », la fin de ce qui avait fait l'excellence du système français : son réseau et son maillage territorial.

La politique du juste soin commande, résolument, de tourner le dos à cette organisation impropre à répondre à la demande de soin présente et qui, pour cette raison, dysfonctionne.

En pratique, il s'agit de rompre avec la pratique des filières et des parcours pour permettre un accueil de qualité dans les établissements de soins pour tous les malades qui en justifient. Au côté donc des filières de soins cadencées à rythme rapide, qui pour de simples raisons techniques ne peuvent s'envisager que des centres de relative importance, il faudra que les services hospitaliers, quel que soit leur statut, deviennent aptes à prendre en soin et selon la méthode décrite plus haut tous les malades qui se présenteront et que soit appliquée la démarche clinique de l'évaluation globale compréhensive et du plan de soin individualisé (*le soin ajusté : pratique clinique des temps modernes*). Cette transformation radicale ne pourra se faire qu'en formant progressivement ceux qui le souhaitent à la coordination stratégique des soins tout en laissant persister les actes et les avis de spécialité alors rendus disponibles pour tous les services. Que des services gardent une orientation spécifique ne devrait poser aucun problème pour peu que les praticiens acceptent la règle du tout ou rien et que toutes prescriptions, comme décrit pour la ville, effacent toutes les précédentes obligeant ainsi à l'optimisation de l'ensemble des traitements continus. Il y a fort à parier que naissent les collaborations les plus utiles sans qu'il soit nécessaire de les formaliser au-delà du processus de soin inscrit dans le dossier de travail de chaque professionnel appelé au chevet du patient.

Les lecteurs attentifs auront déjà compris l'énorme effort d'hospitalité à accomplir de la part des établissements qui verront ainsi passer au premier plan le nécessaire respect de l'autonomie et la lutte contre les dépendances nosocomiales au lieu que s'ajoutent, comme c'est le cas actuellement, comités et autres instances destinés à l'effacement purement formel, et sous la forme d'une qualité autosatisfaite, des dysfonctionnements provoqués par une organisation dépassée.

C'est au prix de cette transformation que pourront être assurées la recherche, la formation et l'amélioration des soins en situation de polymorbidité. N'oublions pas que c'est dans les établissements de soins médicaux que sont formés les futurs professionnels de santé. Il est dommageable que les organisations contredisent les savoir-faire et les savoir-être nécessaires. C'est en étant dans le bain de malades souffrants de polypathologies intriquées que les futurs professionnels acquerront le mieux les compétences dont les malades, de plus en plus nombreux, auront de plus en plus besoin.

### *Les établissements d'hébergement (Home Care)*

Une double peine s'impose, actuellement, aux malades, notamment lorsqu'ils cumulent plusieurs pathologies et, en particulier, lorsque celles-ci sont chroniques. Non seulement, ils sont touchés par les maladies mais la continuité de leur vie sociale se trouve menacée par la remise en question de leur domiciliation. Sous prétexte de mettre ces malades en sécurité, il est devenu presque systématique de vouloir les déménager sans forcément tenir compte de leurs souhaits, quitte même, quelque fois, à les placer sous « protection » judiciaire, abusivement. Les personnes dites « âgées » sont, de ce point de vue, particulièrement vulnérables sans que personne n'ait jamais songé à définir l'âge d'être « âgé ».

La raison en est simple. Les moyens disponibles, pour le soutien à la vie quotidienne, domestique et civile, dépendent du lieu de vie et non des dépendances constatées chez les personnes. Il faut donc continuellement rechercher un lieu de vie permettant l'apport des ressources nécessaires à la continuité de la vie quotidienne, même si cela contredit le libre choix toujours mis en avant. Plus sournoisement, le souci d'éviter des hospitalisations répétées, au motif qu'elles ne seraient pas adéquates, appuie la volonté de trouver, pour les malades fragilisés, le lieu de vie le plus sécurisant possible, quitte à les priver de liberté. Au refus d'adapter les hôpitaux à la polymorbidité, s'ajoute la volonté de reproduire à domicile les organisations hospitalières et leurs contraintes délétères ; le tout en réduisant l'accessibilité aux plateaux techniques, dès lors réservés aux malades certifiés conformes à l'usage performatif.

En pratique, les malades, après avoir vu leur salon envahi de matériel hospitalier, se voient contraints, à chaque aggravation ou nouvelle pathologie, de changer de case pour, au final, aboutir dans les hôpitaux à bas coût que sont devenues les Ehpad. L'existence des médecins coordonnateurs dans les structures d'hébergement, alors que l'on manque partout de médecins pour assurer le suivi-accompagnement, est significative d'une organisation pensant plus à reléguer les cas dérangeants qu'à leur mise en santé.

Une politique du juste soin ne peut se satisfaire d'une telle situation. La continuité devrait toujours être recherchée ou, tout au moins, la possibilité d'un véritable choix qui puisse s'envisager comme durable dans le temps et dans l'espace. La solvabilisation des dépendances est un des axes majeurs d'une telle politique (voir chapitre *solvabiliser les dépendances*) mais elle impose aussi une réforme des établissements d'hébergement (Home Care).

Plutôt que de les réformer, au demeurant, il s'agirait plutôt de les libérer du carcan réglementaire qui étouffe les droits les plus élémentaires et qui oriente leur organisation vers le médical le plus absurdement réglementaire. L'accolement du mot thérapeutique derrière tout projet est aujourd'hui le mot de passe incontournable pour obtenir la moindre validation d'un projet, même le plus minime. Cela suppose de laisser émerger les particularismes et les identités propres de chacune des maisons d'accueil pour qu'elles puissent s'organiser selon leurs propres règles connues et acceptées des résidents et de leur famille, liés par un contrat. Le respect de l'autonomie des uns et des autres devrait être, lorsque l'on parle de santé, le maître mot.

Aux médecins coordinateurs, le juste soin préfère le concept d'infirmier en pratique avancée coordonnateur de la vie quotidienne (les Québécois diraient maître de maison) au sens où l'animation est le premier geste de soin (voir chapitre *la démarche clinique du soin ajusté*). Surtout, le juste soin interroge le risque juridique. Faut-il protéger l'établissement d'éventuels recours ou faut-il protéger la santé des personnes prises en soin ? C'est la question continuelle que pose la pertinence normative en fixant des règles communes, lesquelles s'opposent toujours à l'ajustement responsable des prises en soin, à l'autonomie et à la responsabilité.

Une exigence s'impose, en tout cas, dans le cadre du juste soin. C'est l'obligation de continuité. Aucune structure d'accueil ne devrait pouvoir imposer le départ d'un résident en raison d'une majoration de ses dépendances et le choix de la personne quant à son lieu de vie devrait être la règle. La situation actuelle ne le permet pas malgré l'affichage politique constamment démenti par les faits. C'est pourquoi la réforme du financement du secteur médico-social est un impératif. Il faut sortir d'une organisation où les ressources rendues disponibles aux personnes dépendent du lieu dans lequel elles vivent et, surtout, d'une situation où le malade doit s'adapter aux conditions d'hébergement plutôt que l'inverse. Gageons, enfin, que les lieux de vie comme les lieux de soins, débarrassés de leurs sécateurs dissociatifs et mutilants, se consacreront au bien-être des personnes qui s'y trouvent plutôt qu'à pourchasser les maladies, sans autre but que de rétablir la normalité commune.

Reste que la santé maintenue peut exiger un niveau de soin important et qu'il est difficile d'élever ce niveau-là où sont les patients au-delà d'un certain seuil. Qu'il s'agisse d'un besoin de surveillance rapprochée, de pathologies instables ou de troubles du comportement très perturbateurs, le niveau de soin requis ne peut être atteint sans moyens importants. Si la tendance actuelle est celle d'un glissement abandonnique (décision de restriction thérapeutique à la énième décompensation, voire déclenchement d'une sédation, pour peu que la personne ait malencontreusement donné des directives anticipées), la santé, au sens du juste soin, ne peut s'en satisfaire. Il importe, dans un pays qui prétend à l'équité et à la dignité de chacun, que tous puissent bénéficier du niveau de soins requis pour le maintien de sa santé. Cela justifie pleinement le maintien, voire la réouverture, des services dédiés à de telles situations. Cela avait été pensé au moment de la transformation des lits d'hospitalisation en lits d'Ehpad sous la forme du concept d'hospitalo-requérence. Ce concept oublié mériterait d'être reconsidéré dans la perspective du juste soin. Faut-il permettre le maintien en santé de tous les malades ou pousser le paroxysme de leur souffrance et du rejet qu'ils inspirent jusqu'à leur mort assistée ? Le choix laissé aux malades peut-il être borné par, d'un côté, mourir dans la dignité et, de l'autre, vivre dans l'indignité ? Le juste soin, nettement, refuse ce dilemme imposé.

### *Les travailleurs sociaux*

Certains trouveront curieux de voir apparaître les travailleurs sociaux dans le chapitre consacré aux établissements. Et pourtant, quel établissement, quelle collectivité, quel organisme n'emploie pas de travailleurs sociaux ? Ceux qui n'en ont pas, ou pas en nombre suffisant, se trouvent dépossédés d'une ressource professionnelle indispensable.

Ceux qui n'ont jamais été confrontés aux dispositifs d'aide sociale ne peuvent imaginer le tracas que peuvent représenter l'évaluation et la mise en forme administrativement acceptables d'une situation. Non seulement les travailleurs sociaux sont indispensables, mais on s'évertue à les rendre de plus en plus indispensables, tout en les éloignant de leur mission première. Comme les médecins, les travailleurs sociaux, en vue d'obtenir des solutions, passent de plus en plus de temps à évaluer et à critériser. Comme les médecins, ils sont de plus en plus attachés à un établissement et contraints d'en respecter les principes de fonctionnement. Comme les médecins, la plupart s'échinent à exercer leurs compétences, sachant que tout, toujours, sera remis en cause à l'étape suivante, malgré le temps qu'ils ont passé à transmettre, selon les règles administratives longuement élaborées, les données des patients.

Les travailleurs sociaux ne sont partout jamais assez nombreux et leurs qualités trop souvent gâchées. A-t-on idée de l'incroyable gabegie de moyens et de compétences que cette politique de défiance installe et fait perdurer ?

Une politique du juste soin doit donc permettre que les patients puissent trouver un travailleur social, indépendamment du lieu où il est soigné, et que celui-ci s'occupe de les accompagner d'une structure à l'autre et jusqu'au retour à une situation stabilisée, plutôt que de séquencer les étapes du parcours de soin en reproduisant, à chaque étape, les évaluations et les points de fixation. Une situation médico-sociale est, par nature, évolutive. Il importe donc que l'accompagnement le soit aussi et que le médical soit en lien avec le social. L'organisation actuelle sépare les deux au point que les projets n'ont, quelques fois, plus aucun lien ou même se contredisent. Voulant aller vite, pour se débarrasser des malades qualifiés de cas sociaux, on oublie que les soins médicaux sont en mesure de réduire les dépendances (toujours surévaluées aux points critiques que sont les services d'urgences ou d'hospitalisation aiguë) alors qu'ensuite, le temps nécessaire à l'obtention des ressources qui permettraient d'éviter le handicap (le désavantage social que provoque l'insuffisance de moyens d'aide) s'allonge à perpétuité pour ceux qui restent instables.

Les travailleurs sociaux indépendants existent et pourraient être une piste à explorer. Plus facilement, l'échelon communal ou son équivalent pourrait, avec profit, être celui de l'accompagnement social. Les seuls passages de relais seraient, alors, ceux liés à un changement de domiciliation et non pas ceux liés à un changement de statut ou d'établissement de soin. Il est assez étonnant que tous les moyens n'aient pas été alloués aux seuls secteurs d'action sociale départementaux. Mais l'échelon départemental est-il encore, en 2020, le bon espace de délibération et d'action ? Une relative spécialisation des travailleurs sociaux, en fonction des problèmes à résoudre, relèverait d'une politique communale très directement visible par les administrés et, surtout, très directement adaptable aux problèmes qui se posent précisément à la commune. L'important est que le travailleur social trouve place dans les soins et non avant ou après les soins. Il s'agira, surtout, de donner aux travailleurs sociaux les moyens d'un suivi-accompagnement effectif plutôt que de les confiner à des tâches administratives fastidieuses et dépourvues de sens concret, sinon l'appréciation des droits acquis, ou les seules possibles.

En tout cas, le juste soin, comme soin voulu, pensé et organisé jusqu'au bout du social, ne peut faire l'impasse sur l'organisation des services sociaux, sachant que les collaborations les plus fructueuses sont celles qui s'intéressent aux personnes et à leur projet de vie. Ces personnes que l'on ambitionne de toujours mettre au centre du dispositif sans jamais le faire.

### *La continuité des soins*

La coordination stratégique ne peut faire l'impasse sur la continuité des soins. L'habitude a été prise, par les services hospitaliers, de prescrire ce qu'ils pensent être le nécessaire au moment de la sortie, laissant, dès lors, au patient le loisir de ne pas revoir le médecin généraliste qui les suit. L'habitude est tellement ancrée dans les pratiques que certains médecins rechignent à ce qu'ils appellent « recopier » les prescriptions de sortie, lorsqu'elles ne sont pas indiquées comme des propositions sur le courrier de sortie, alors qu'elles devraient l'être. Le remplacement des courriers par des comptes rendus d'hospitalisation (qui n'intéressent que les organes de contrôle) pousse, évidemment, cette tendance. Le peu temps disponible laissé aux médecins pour faire de la médecine, et donc des transmissions au sujet du malade, fait le reste.

Cette pratique est une nuisance. Non seulement les services axés sur leur spécialité ne prescrivent, souvent, que dans le registre que couvre leur domaine mais si, par chance, une optimisation thérapeutique a été faite, elle ne tient pas compte des circonstances spécifiques du mode de vie et des possibilités réelles de suivi qui changent avec la sortie. On a donc, d'un côté, des praticiens qui se plaignent à juste titre que les médecins des établissements ignorent tout de leurs pratiques et, de l'autre, des médecins traitants qui ne revoient pas leurs malades au moment de la sortie, l'organisation étant progressivement devenue la responsabilité exclusive des structures hospitalières. Pour peu que le service ait programmé une consultation de suivi, le malade est effacé de chez son médecin traitant qui le redécouvrira à l'occasion d'un nouveau problème ou d'une catastrophe. Cette façon de procéder, appuyée sur l'hospitalocentrisme et le désengagement voulu ou subi des médecins généralistes, contredit la continuité des soins. On ne peut que remarquer, ici, qu'un malade entrant dans un établissement est immédiatement pris en soin avec reprise de l'ensemble de la situation. Imaginerait-on un malade, entré dans un service hospitalier, à qui l'on prolongerait les traitements du domicile « en attendant de pouvoir le voir » ?

Il importe donc que les malades sortants voient systématiquement leur médecin généraliste avec, dans les mains, un courrier expliquant la situation, telle que la voit le médecin de l'établissement. Au-delà d'un recopiage, qui nierait leur qualité, charge est alors, pour le médecin traitant, d'établir une prescription complète et adaptée à la situation réelle du patient, étant entendu qu'il sera le garant du projet voulu et partagé avec son patient, quitte à contester les décisions prises dans un milieu différent en le justifiant. Il n'est pas impossible que l'établissement fournisse les médicaments nécessaires, sur deux ou trois jours, pour que les choses se fassent tranquillement et sans stress pour le patient.

C'est un gros changement de perspective. Le temps médical nécessaire à cette effective continuité des soins permettra d'éviter que restent livrés à eux-mêmes des patients disposant de prescriptions multiples inconciliées, souvent inconciliables et hors d'atteinte en condition de vie réelle.

## Restaurer la place du médecin généraliste : l'assurance d'une coordination réussie

La coordination est le grand sujet des soins depuis des décennies. Fortes du constat du défaut de circulation des informations, les administrations, s'appuyant souvent sur des expériences locales de bonnes volontés, ont progressivement installé et formalisé un ensemble de règles et de lieux de concertation et de collaboration. Des progrès, sans aucun doute, ont été réalisés. Cependant, l'accumulation de ces règles et de ces lieux a abouti à un formalisme bureaucratique abusif et à des recouvrements de champs d'intervention et de responsabilité illisibles, redondants et sources de conflit d'intérêt ou de pouvoir. Chacun s'entend aujourd'hui à reconnaître l'existence d'un « mille-feuille » de plus en plus coûteux et de moins en moins efficace.

Trop souvent, la coordination s'est voulue et a été pensée autour d'un pivot devenu ou restant lieu de pouvoir. Chaque institution créée ou dépositaire d'un rôle de coordination prétend organiser le fonctionnement des autres et capter les moyens disponibles, notamment lorsqu'elles sont aussi prestataires de service.
En fait, malgré les efforts, la coordination reste mal définie dans son projet et ses attendus. Il existe une confusion entre coordination institutionnelle et coordination des soins, qu'elle soit stratégique ou opérationnelle. Trop souvent, l'un pense recouvrir l'autre alors qu'elles ne sont pas réductibles les unes aux autres. Plus tristement, on ne peut que constater que les organisations institutionnelles ont prétendu, et prétendent toujours, décider qui allait faire quoi, sans se rendre compte que ce qui importe, c'est de permettre aux soins de se coordonner au profit d'une stratégie définie, pour et avec la personne concernée et son entourage.

Dans la création de cet écheveau de coordination, qui ruine notre système de santé, le rôle du médecin généraliste a été perdu et la fonction, qu'il a longtemps tenue dans l'excellence reconnue du système de santé français, s'est appauvrie. Sans doute, les médecins généralistes ne sont-ils pas une force politique suffisamment solide pour se défendre dans les arbitrages de régulation qui se succèdent. Sans doute aussi, la formation de ceux-ci, de plus en plus centrée sur les monopathologies et les pratiques de plus en plus techniques, les a-t-elle éloignés de la vision globale compréhensive, si nécessaire à cette coordination. La tarification à l'acte, de plus en plus chiche, n'a fait que renforcer le morcellement des pratiques en succession d'actes de consommation qui ne convient plus ni aux médecins ni aux malades.

Pourtant, le médecin généraliste, contrairement à l'image de praticien isolé que l'on se plaît à décrire, a toujours été le cœur battant de la coordination des soins. Choisi par les patients, avec lesquels il noue une relation de confiance singulière, son premier rôle a toujours été de coordonner les soins et, au-delà, d'en définir la stratégie pour et avec le malade ainsi que sa famille. S'appuyant sur son réseau de spécialistes, sur la ou les structures hospitalières privées ou publiques de son secteur, sur les paramédicaux et pharmacies qu'il connaît et qui le connaissent, il est le plus à même de prévenir, de dépister, de suivre et d'accompagner, d'éduquer à la santé tout en assurant le lien de tous les acteurs au bénéfice du malade qui s'est confié à lui.

Ce que l'on nomme, aujourd'hui, très médiocrement, « la première ligne » a été, pendant très longtemps, une spécificité française enviée. Dire qu'elle a été laminée est un euphémisme et la notion de déserts médicaux recouvre mal la plaie béante que la disparition de cette première ligne laisse dans notre système. En effet, cette disparition n'est pas seulement physique, elle est conceptuelle. Plusieurs générations de médecins, après huit à dix années d'études, sanctionnées par un grade de Docteur, restent incapables de maîtriser suffisamment la norme et les savoirs académiques pour s'en extraire et agir selon les circonstances. La conduite d'un projet, tandis que des incertitudes demeurent, semble de plus en plus difficile, voire impossible. C'est pourtant la base d'un suivi médical authentiquement voué à la santé des personnes et d'une population. C'est un drame majeur dont on mettra du temps à se relever.

Mettre en place le juste soin impose donc de rétablir le médecin généraliste dans son rôle et dans sa fonction primitive, celle de conduire une stratégie de soin pour et avec chaque malade qui lui a accordé sa confiance. Il ne s'agit pas de revenir à des temps anciens mais, au contraire, s'appuyant sur les possibilités modernes de stockage et de partage d'information, de lui redonner les moyens d'accéder aux informations dont il a besoin et de lui permettre d'enrichir son réseau, tant de spécialistes que de paramédicaux utiles à sa pratique. Surtout, et contrairement à ce qui est fait, sa fonction de tête de réseau doit être réaffirmée, autant que sa responsabilité et son indépendance.

Regarder l'avenir de son patient à quelques heures de sa décision doit être le fait d'un praticien conscient de ses limites et capable de passer la main en vue de la continuité des soins. S'il existe des actes techniques (le mot n'est pas grossier) indispensables au diagnostic et aux traitements, ceux-ci doivent intégrer une stratégie à vision plus lointaine. C'est dans le cadre d'un suivi-accompagnement continu que s'assure l'optimisation thérapeutique. C'est ce qui justifie la réforme profonde de l'offre de soins qu'imposerait une politique du juste soin. Faire jouer aux médecins spécialistes le rôle de médecins contrôleurs, alors qu'ils sont planificateurs de leurs propres soins, est une aberration logique dont on a peine à trouver l'argument, même si l'on comprend que ce phénomène est induit par une doctrine stratégique de la pertinence normative dont on ne veut pas sortir. Le réputé « bon soin » ne peut y être que le fait du spécialiste formé à la pathologie dûment diagnostiquée et isolée de tout autre problème. Il s'agit donc que chacun retrouve, effectivement, sa juste place et que chacun s'appuie sur les compétences spécifiques des autres pour que le soin retrouve le sens de la santé. C'est aussi le prix de la confiance qui seul rend possible le dialogue critique.

## LES PRATIQUES AVANCÉES : L'OUTIL D'UNE COORDINATION OPÉRATIONNELLE

Dans la perspective du juste soin, les pratiques avancées des paramédicaux doivent être pensées et voulues comme une extension de leur rôle propre et non comme une pratique en mission, ajoutée sur des pathologies définies, comme c'est le cas actuellement.

L'organisation pyramidale du système joue, actuellement, à plein pour que les pratiques avancées soient formées en entonnoir et que l'on se retrouve avec des pratiques spécialisées plutôt qu'avancées. Confiner l'avancement des pratiques à un domaine restreint est un contresens. Il devrait s'agir de valoriser les compétences spécifiques et irremplaçables des soignants, non pas de substituer le « docteur », sauf à laisser entendre que celui-ci ne sert à rien ou qu'une bonne technique suffit pour bien soigner. C'est sur la base d'un vrai rôle propre valorisé que le juste soin se propose de développer les pratiques avancées, de façon que les médecins trouvent, sur le terrain, les moyens de la coordination opérationnelle qui leur fait grandement défaut.

Il y a bien une différence entre la coordination stratégique et la coordination opérationnelle. Si les deux doivent être menées autour de la personne, l'une consiste à définir un projet et les moyens d'y parvenir quand l'autre consiste à vérifier que les décisions prises sont bien appliquées et que leurs effets sont bien ceux que l'on attendait. Les pratiques avancées trouveront leur juste place dans l'indispensable coordination opérationnelle ou ne seront que le stigmate d'un système en perdition qui retourne vers son passé le plus médiocre ; un temps où des agents de santé faisaient office de médecins dans les zones périphériques sous-dotées. Les pratiques avancées, au contraire, doivent être l'occasion de redéfinir le rôle et la place de chaque intervenant, sans ambiguïté ni fausse pudeur. Les soignants n'ont pas vocation à remplacer les médecins manquants et ceux-ci non pas vocation à prescrire, sous la dictée, des actes que les paramédicaux maîtrisent mieux qu'eux.

Le plus grand danger présent serait de reléguer les pratiques avancées dans une pratique de filière. Il faudrait alors envisager, pour les situations de comorbidité qui nous préoccupent, des norias de paramédicaux agissant, chacune, pour la partie qui les concerne, aggravant ainsi la dissociation des prises en soin.

## LES MÉDECINS SPÉCIALISTES : LE MAINTIEN DE L'EXCELLENCE

Qu'ils soient hospitaliers ou libéraux, les médecins spécialistes devront garder leur rôle éminent d'experts. Au sein du juste soin, leur mission est de maintenir une veille sur les connaissances qui progressent dans leur domaine et de les diffuser auprès des médecins généralistes, entre autres grâce à leurs courriers explicatifs de la situation des patients adressés pour avis. D'une certaine manière, à mesure que les nouvelles connaissances s'affirment, il s'agit d'apprendre aux médecins généralistes à se passer des spécialistes hors techniques spécifiques. C'est-à-dire de s'assurer de la diffusion des savoirs, de leur bonne compréhension et de leur application progressive.

La captation actuelle des malades, régularisée par des suivis à fréquence normée, dépossède les médecins généralistes de leur fonction essentielle de coordination stratégique revendiquée par les spécialistes pour les pathologies qui les concernent. Elle contribue, aussi, à embouteiller les consultations spécialisées, ce qui porte à croire qu'il faut augmenter le nombre de médecins spécialistes au détriment des médecins généralistes.

Osons le dire, comme pour le médecin généraliste, de nombreuses tâches techniques pourraient être déportées sur d'autres professionnels, alors spécialisés pour lesdites tâches, sans qu'ils aient à se prononcer sur la stratégie générale des soins.

La place de l'expert, dans un système qui souhaite maintenir l'excellence, est primordiale mais doit rester celle de l'expert. C'est, à la fois, plus enrichissant pour ceux qui se consacrent à un domaine qui les passionne et plus libératoire pour ceux qui sont chargés d'ajuster les soins aux caractéristiques circonstancielles du patient. Les uns et les autres devraient trouver, dans cette répartition, plus de satisfaction tandis que le système y gagnerait en efficacité. Les spécialistes verront leur consultation s'enrichir des cas les plus particuliers et pourront se consacrer à des recherches plus poussées alors que les généralistes pourront apprendre, des avis, à mieux traiter et à comprendre, ce qui leur donnera les armes nécessaires afin d'expliquer les écarts à la norme qu'ils seront contraints de faire pour ajuster les soins.

En vérité, les choses se passent déjà comme cela, pour les situations de plus en plus rares, qui n'ont pas été balisées et verrouillées par une administration tatillonne et inquiète de l'absence de normalisation des pratiques.

## Solvabiliser les dépendances : vers une coordination institutionnelle facilitée

Il est inutile de revenir sur mille-feuille que réalisent ces coordinations, sinon pour constater leur échec. Malgré les « guichets uniques » qui ont fleuri un peu partout, la lourdeur des dispositifs ne permet pas de répondre, dans les délais utiles, aux problématiques rencontrées. Au mieux, un fonctionnement satisfaisant ne s'obtient qu'à un prix exorbitant et nul ne songe à reproduire les dispositifs expérimentaux, mis en place, qui y parviennent. Les moyens nécessaires pour prendre de vitesse les dispositifs administratifs maintenus sont toujours trop importants et souvent ceux-ci dépendent d'individualités de bonne volonté. On trouve encore des chevaliers blancs mais, avec le temps et l'émoussement des énergies, les surcoûts se rajoutent aux surcoûts et le mille-feuille s'enrichit d'une feuille supplémentaire.

La solvabilisation des dépendances n'est pas une idée neuve. C'est l'idée qui voulait que l'on alloue à toutes personnes dépendantes un droit à tirage sur des ressources rendues disponibles. L'idée, à l'époque de son émergence, était de substituer à des ressources distribuées en nature, sur la base d'une évaluation médico-sociale, une possibilité d'usage des aides possibles là où la personne a choisi de vivre. C'était l'espoir que les personnes puissent rester autonomes dans leur choix de vie, étant entendu qu'un véritable choix ne peut se faire que dans un système de contraintes connues, en l'occurrence le volume d'aide disponible. Il s'agissait, explicitement, de séparer le substitut d'un revenu (allocation adulte handicapé (AAH), retraite, minimum vieillesse) aux besoins d'aide nécessaire pour réduire le désavantage social provoqué par les incapacités ; très clairement de garantir l'autonomie malgré les dépendances.

Cette idée était née du constat d'une contamination du système social par la méthodologie médicale de la pertinence normative qui veut qu'à un état déterminé corresponde une aide définie par cet état. Il s'agissait donc de rompre avec cette situation qui contredisait le discours sur le respect du libre arbitre et de l'autonomie.

C'est à partir de cette idée que la construction des groupes iso-ressources (GIR) a été entreprise. Il fallait, en effet, déterminer un volume de ressource suffisant pour combler un désavantage social éprouvé par la personne et cela, à partir d'une évaluation standardisée, pour que la contrainte puisse être connue avant le choix et indépendamment de celui-ci. Le fait, pour un malade, d'être groupé dans tel ou tel groupe iso-ressource, lui aurait donné la possibilité d'usage d'un certain volume d'aide compensatoire (indépendant du revenu) qu'il aurait pu utiliser selon son choix. C'est pourquoi, et cela a bien été voulu comme cela, il s'agit de « groupe » iso-ressource. L'appartenance à tel ou tel groupe ne dit rien des besoins effectifs pour que, justement, ceux-ci puissent être décidés après le groupage.

Cette idée, dès son origine, supprimait la barrière d'âge qui sépare les dépendants (de plus d'un certain âge) des handicapés (de moins d'un certain âge). Barrière qui se trouve aujourd'hui inexplicablement maintenue, sinon par une discrimination institutionnalisée. La confusion, subtilement maintenue, entre le substitut de revenu et l'aide compensatoire n'est pas pour rien dans le maintien d'un système assumé comme paternaliste.

Le juste soin ne peut que reprendre cette idée et l'exploiter jusqu'au bout sans faux-semblant. C'est par la solvabilisation des dépendances que la coordination institutionnelle sera allégée de son formalisme bureaucratique, aujourd'hui beaucoup plus coûteux qu'efficace. La pertinence normative n'a pas plus de raison d'être dans le champ médical que dans le champ social. Il s'agit de permettre l'autonomie, autant que de réguler le flux des aides, alors que l'origine multiple des financements est source de grande confusion. La coordination institutionnelle doit faciliter la mise en place du nécessaire dans des délais utiles, et cela, quelle que soit l'origine des ressources mises à disposition des malades. Une véritable coordination impose donc que les ressources soient disponibles au niveau du guichet unique et que les régulations budgétaires aient été faites préalablement par les différentes collectivités et organismes à qui l'on a attribué une mission d'ordre médico-social.

Sans faire trop compliqué, on pourrait mettre en place des pots communs d'usage, abondés par tous les financeurs, auxquels viendraient puiser les ayants droit en fonction de leur groupe iso-ressource d'appartenance et dans le cadre du suivi-accompagnement organisé. Pas plus qu'à la contrainte, le juste soin n'envisage d'avoir recourt à l'abandonnisme. En allant plus loin, une telle méthode permettrait de mettre en concurrence directe, sur un marché ouvert, toutes les aides possibles, y compris celles qui n'ont pas encore été imaginées. Que les aides possibles au soutien à domicile soient strictement les mêmes que celles permettant l'institutionnalisation permettrait, enfin, de laisser un choix réel s'exprimer au-delà des simples aspirations. Il est des personnes qui préfèrent vivre en collectivité et peut-être que si les établissements offraient de meilleures prestations, il y aurait d'avantage de ces personnes. Ici comme ailleurs, un marché global, soumis aux mêmes règles, est le meilleur régulateur, dans la mesure où il est solvabilisé.

Le juste soin conduisant les soins jusqu'au bout du social ne saurait faire l'impasse sur les financements des dépendances, toujours induites par des pathologies. Limiter la réflexion à celle d'un risque, c'est ne voir que le problème de la ressource et non de son usage. Comme pour les soins médicaux, la pertinence normative fait obstacle au bon usage des moyens disponibles en complexifiant l'attribution et, surtout, en le déconnectant d'un projet voulu et porté avec le malade. Les temps d'évaluation et d'attribution sont trop longs et trop souvent séparés d'un avenir possible. Trop d'évaluations sont faites en situation de crise médicale, avec le désavantage immédiat d'installer les dépendances plutôt que de favoriser l'indépendance.

Le juste soin repose sur le soin ajusté et une politique qui le permette. La solvabilisation des dépendances est un aspect fondamental de cette politique.

## Dépistage et prévention : amortir les conséquences de la transition épidémiologique et démographique

Mener la politique du juste soin, c'est mener une politique de dépistage proactive et ne pas confondre communication et prévention. En effet, le dépistage se fait actuellement essentiellement par campagne de communication ciblée, limitée dans le temps, et souvent à l'occasion d'une journée nationale ou mondiale signalée. Cette façon de procéder ne permet de toucher que des personnes, pour l'essentiel, déjà sensibilisées et ne permet pas d'obtenir un effet réel sur l'ensemble de la population concernée par le risque sur lequel on communique. Il est probable que cela fausse les résultats des enquêtes épidémiologiques et fournisse des résultats erronés sur la portée réelle du dépistage en question. En la matière, le systématisme devrait s'imposer, quitte à revoir à la baisse ou à la hausse les contraintes des dépistages en fonction des constats faits sur les écarts au regard des résultats attendus.

Le juste soin fait donc la proposition, pour le dépistage, de lier la couverture maladie à une obligation de suivi minimal et, pour la prévention, de s'appuyer sur ce suivi pour engager des actions d'éducation à la santé visant la limitation de la consommation de biens manifestement impropres à la santé afin d'éviter l'augmentation constante des pathologies écologiques et comportementales constatée. Le juste soin ne s'accommode pas de la prohibition. Reconnaissant la nocivité des excès de consommation de divers produits, elle constate l'échec des prohibitions, partout et en tout temps, et se propose, par un suivi-accompagnement effectif et renforcé, de favoriser les actions de prévention auprès des malades, là où ils vivent et là où ils peuvent s'impliquer.

**DÉPISTAGE**

Qu'une population, bénéficiant d'une couverture médicale et sociale financée par l'argent pris à tous, soit assujettie à une politique de dépistage ne devrait choquer personne, dans la mesure où cette politique ne se limite pas à nourrir des agences de communication ou à recruter des malades ciblés pour alimenter des filières dédiées.

Les critères tels que « population cible » et « fréquence » devront être définis sur les données acquises de la science et réajustés en fonction de l'évolution des connaissances exprimées en termes de santé publique. Le but est d'obtenir une réduction globale de la prévalence des pathologies évitables et une réduction de l'impact social des pathologies chroniques en termes de coût et de bien-être. Il ne s'agit pas de surmédicaliser la population et, encore moins, de répondre à des pressions visant l'augmentation de la consommation de soin. Il est estimable que les industries de santé fassent des profits mais cela ne peut être le fait de critères dévoyés et détournés de l'intérêt, objectivé et constamment évalué, des patients.

D'un point de vue pratique, les points de suivi pourraient être calés sur le calendrier vaccinal, liant ainsi dépistage et prévention à des moments charnières de la vie.

**PRÉVENTION**

C'est toujours désolant de voir la prévention réduite à des campagnes de communication, sans doute en partie utiles, mais tellement dérisoires au regard des problématiques posées par la consommation de produits addictifs et nocifs pour la santé. Il est compréhensible que ceux qui tirent profit de ces consommations défendent leurs intérêts et il est assez vain de les montrer du doigt en espérant les culpabiliser. La prévention est un problème écologique, au sens où chaque être vivant vit dans un écosystème dont il dépend et qui dépend de lui. Les facteurs de surconsommation (notons surtout le sucre, l'alcool et le tabac) sont multiples et croisent trop d'intérêts pour qu'une régulation autoritaire ait la moindre chance d'aboutir. On connaît, partout, les résultats des prohibitions ou des taxes abusives. Le simple constat de la nocivité des produits concernés ne devrait plus suffire à justifier une politique en échec.

Dans le cadre du juste soin, la prévention s'organise autour du suivi-accompagnement. La politique préventive du juste soin est d'obtenir que les industriels et les distributeurs de produits nocifs soient contraints d'évoluer par le marché. Ce sont les changements de comportement, le modèle de conformité sociale qui moduleront l'offre et non l'inverse. Cela suppose un marché qui fonctionne. Toute situation de monopole ou de distorsion de concurrence devra donc être combattue et les règles respectées par tous de façon identique. La publicité, c'est-à-dire l'incitation à la consommation, pour les produits identifiés comme nocifs ne devrait plus être autorisée, quelle que soit sa forme.

Réaffirmons cependant, ici, que le juste soin prend le parti du bien-être, conscient qu'il n'existe aucune échelle commune du bonheur. Celui-ci étant une sensation individuelle non réductible, la possibilité de choix personnel et la responsabilité seront toujours préférées aux décisions autoritaires, à moins que ces dernières ne soient étayées par des arguments solides. C'est dire l'importance d'un suivi épidémiologique des décisions prises en termes de dépistage et de prévention. Les diagnostics précoces abusifs, comme les contraintes imposées par les soins qui en découlent, peuvent être, au final, plus délétères que les diagnostics faits plus tardivement, à l'occasion d'un suivi effectif.

## Planifier le changement : une inscription de tous dans un projet consenti

Il est assez étrange de constater que toutes les idées, ici réunies sous le concept de « juste soin », sont en fait pareillement contenues dans les réformes successives à peu près menées, tant bien que mal, depuis une trentaine d'années pour n'aboutir qu'au fiasco constaté.

Que ce soit le système d'information, le passage à l'ambulatoire, la solvabilisation, les pratiques avancées, tout porte à croire que ceux qui mènent les réformes ne les comprennent pas et s'évertuent à gâcher les meilleures idées en les détournant de leurs objectifs premiers. Il n'en est probablement rien. Le fond du problème reste que la pertinence normative soit maintenue comme principe organisateur. Ce principe reste prégnant et insoluble dans la moindre réforme qui ne touche pas les fondations du système.

La pertinence normative, associée au centralisme hospitalier, concentre tout sur elle et oblige à ce que tout s'enchaîne à partir d'elle. Les mythes du « bon soin » et de la « bonne mort » restant des dogmes indépassables, la pensée s'en trouve clôturée, au point de rendre impossible tous les ajustements rendus indispensables par le fait épidémiologique. La seule nouveauté, en définitive, du juste soin est l'ouverture d'une perspective qui permettrait l'adaptation et les transformations nécessaires. En vérité, les outils existent déjà, tout comme la volonté des soignants de faire correctement leur travail, même si cette volonté se fragilise de réforme en réforme. Le juste soin n'additionne pas les solutions. Il remplace le soin normé par le soin ajusté, qui n'est qu'une technique clinique et thérapeutique à laquelle tout le monde peut adhérer et consentir. Reste que cette technique n'est possible que si l'organisation la permet au lieu de la contredire. Il n'est pas douteux qu'ayant consenti, l'ensemble des acteurs du système travailleront, sans relâche, à une transformation dont ils seront bénéficiaires autant que les malades.

Accepter le changement, c'est accepter de penser autrement. Si le système d'information n'est que le calque d'une organisation dominée par la pertinence normative, il ne peut être qu'un outil comptable de surveillance et de coercition. Si, à cela, s'ajoute une ergonomie défaillante, il ne peut être que source de complication plutôt que d'amélioration. Le fantasme technologique d'un système qui veut et qui peut tout doit être combattu. Il doit être voulu et imposé comme utile aux soins et à rien d'autre.

Concernant l'offre de soins, une politique du juste soin modifierait significativement les flux de patients et ainsi, la répartition nécessaire des compétences et des typologies en lits disponibles. La restructuration ne peut donc s'envisager que de manière dynamique et adaptative. La poursuite de la méthode actuelle, reposant sur une évaluation de besoin dans un système immuable (par calcul comparatif de ratios) ne pourrait que gripper l'évolution adaptative en fixant, par avance, une offre à laquelle, secondairement, il faudra se conformer. Et, puisqu'il faudra tenir compte des différences locorégionales, il faudra aussi accepter les divergences. Le juste soin impose une décentralisation effective.

Le découragement des professionnels est tel que poursuivre la politique menée depuis 30 ans, celle de la pertinence normative assortie d'un management autoritaire, est pure folie. Qu'importent les moyens accordés du bout des doigts, sous condition, qu'importent les primes et les médailles, si les injonctions se succèdent sans la moindre vision d'un avenir, sinon meilleur au moins respectable, alors les professionnels indispensables à la continuité d'un système permettant le bien-être et la capacité d'agir de la population disparaîtront. Contre ce découragement et ses conséquences, contre la fin des consciences et des vocations sociales, la politique du juste soin a aussi pour but de remobiliser les professionnels soignants autour de leur vocation première, qui est et reste l'intérêt porté aux malades. C'est le retour souhaité de la responsabilité et de l'engagement. Rien ne se fera sans eux. Le juste soin, c'est rendre possible le changement sans l'imposer. Ce n'est pas le décréter de si loin qu'aucun malade n'est plus visible. Faire confiance aux acteurs est la méthode du juste soin.

Enfin, le juste soin ne pourra s'épanouir que dans un continuum médico-social concret, aujourd'hui contrarié par l'existence d'un secteur médico-social faisant obstacle entre le médical et le social. Obstacle d'abord financier, puisque les secteurs sont d'abord définis et compartimentés en types de financement et collectivités gestionnaires, mais aussi, obstacle conceptuel, plus personne ne parvenant à penser les deux ensembles. Il faudra donc beaucoup de patience et de temps pour que puisse émerger ce continuum qui contrariera les pouvoirs établis et les certitudes acquises. La politique du juste soin est une politique de temps long, loin du temps des séductions électorales. Une évolution sur dix à quinze années, formation des futurs soignants comprise, est une perspective raisonnable. Ce n'est pas insurmontable.

## Repenser les formations et les rétributions : monter en compétence tous les professionnels

Commençons par trois évidences. Le système de formation des professionnels de santé doit produire, en proportion variable, différents types de professionnels. Les professionnels formés, quelle que soit la fonction qu'ils occupent, doivent partager la même vision de la santé. Chaque type de professionnel doit connaître et reconnaître la compétence des autres professionnels.

Le projet du juste soin n'est pas de confiner les professionnels de santé dans une pratique contrainte. Au contraire, il s'agit d'offrir, à chacun, des perspectives d'évolution où la responsabilité va croissante, en même temps que les compétences. Le juste soin suppose que les professionnels soient eux-mêmes épanouis et qu'ils puissent trouver, dans leurs pratiques, toutes les satisfactions qu'ils souhaitent dans leur exercice professionnel.

Actuellement, par la force des organisations en place, la formation des professionnels de santé, et en particulier des médecins, se fait sur la base de monopathologie documentée et les carrières se font dans des spécialités ou les valences sont de plus en plus étroites. Il s'ensuit une accumulation de praticiens devenus incapables de gérer la globalité d'une situation humaine et, encore moins, la complexité induite par la comorbidité. Certains, conscients de la nature des hommes, s'y essayent, puisant dans leurs ressources d'empathie et de bienveillance. Faute de connaissances suffisantes, ils s'y épuisent, s'exposant, d'une part, à la pression de conformité professionnelle et, d'autre part, à l'échec. En effet, usant des méthodes qu'ils ont apprises, ils pratiquent une globalité totalisante dans laquelle ils se noient, y entraînant leurs patients. L'addition de recommandations établies pour des monopathologies n'est qu'une bouée en fonte pour ceux qui n'ont pas appris à relativiser, à hiérarchiser et à sortir du cadre des recommandations sans les ignorer.

Une politique du juste soin doit donc reprendre la formation des professionnels de santé en s'appuyant sur l'évaluation globale compréhensive, de façon à rendre possible le soin ajusté partout et pour tous. Puisque la technique existe, elle mériterait d'être enseignée au plus grand nombre. Cela renvoie à la réorganisation du système hospitalier et à la fin de l'organisation par filière de monopathologie (voir chapitre *réorganiser l'offre de soins : la fin des silos de l'hospitalocentrisme et du morcellement*). Notons que cette technique entrerait dans un vaste champ de recherche clinique dont les facultés pourraient, dès lors, s'emparer dans le cadre de la formation d'un plus grand nombre de praticiens généralistes, quitte à ce que les médecins spécialistes puissent y accéder pour pouvoir prétendre à l'optimisation thérapeutique globale. Les formations en pratiques avancées pourraient, ainsi, se déployer sans se cristalliser sur des pratiques spécifiques impropres au suivi des patients polypathologiques et, surtout, en respectant le rôle et l'espace de chacun en termes de coordination stratégique ou opérationnelle ainsi qu'en termes de rôle propre.

Il va de soi que le système aura toujours besoin de praticiens spécialisés dans des savoirs pointus et des techniques particulières. Il conviendra donc de maintenir des équipes capables de recherche et d'innovation dans des domaines spécifiques. Cela imposera de poser clairement les choix de chacun et les options professionnelles. Il n'est, cependant, pas utile que l'ensemble des étudiants destinés à une profession soignante soient utilisés comme pseudo-chercheurs ou comme petites mains dans des unités au recrutement étroit et verrouillé. Il importe, par contre, qu'ils puissent apprendre à avoir une vue d'ensemble et à hiérarchiser les différentes actions à mener pour conduire un projet de soins et qu'ils s'approprient les outils qui le permettent.

Enfin, chacun comprend que l'orientation professionnelle se fait par goût et appétence et que, dans ce choix, intervient la rétribution ainsi que les perspectives de promotion et de reconnaissance sociale. La politique du juste soin impose donc une réflexion sur cet aspect déjà évoqué plus haut. Il importe que soit valorisée la pensée stratégique, qui fait cruellement défaut, et que ceux qui la pratiquent soient ceux qui puissent accéder aux lauriers. Ceux-là sont aujourd'hui sélectionnés par l'échec et constamment querellés alors qu'ils ne demandent qu'à faire leur métier dans de bonnes conditions.

L'organisation actuellement induite par une doctrine stratégique dépassée nous ruine, désespère et butte sur une réalité épidémiologique qu'il convient d'admettre.

D'un côté, des spécialistes qui suivent les pathologies dûment identifiées et, de l'autre, des médecins généralistes qui ne gèrent que les problèmes du quotidien. C'est absurdement contre-productif et incroyablement ignorant de la situation réelle des patients et de la polymorbidité galopante. Ni la tarification à l'acte, ni celle du forfait ne recouvrent les enjeux contemporains. Inflationniste, dans le premier cas, et bureaucratique, dans l'autre, elles sont toutes deux facteurs d'une complexification stérile, parce qu'à chaque fois reposant sur l'idée du seul bon soin ou de la seule bonne attitude par rapport à une situation donnée. La tarification à l'acte doit répondre à des actes techniques identifiables. Les forfaits doivent être envisagés pour des actions collectives de prévention. Reste à imaginer une tarification

« au temps passé » pour l'action intellectuelle stratégique fondamentale et la reconnaître comme un acte typiquement médical. Une tarification au temps passé aurait, en outre, l'avantage d'être particulièrement adaptative au temps disponible rapporté au flux de malades qui, comme chacun sait, peut varier de façon très rapide en fonction des situations épidémiologiques locales ou générales.

Il importe, en tout cas, de ne pas perdre de vue qu'il s'agit, par la rétribution, d'intéresser les acteurs du soin aux pratiques dont l'offre de soins a le plus besoin : la coordination stratégique des soins.

## Évaluer : la fin des mots des maux

Toute politique devrait reposer sur un projet évaluable. On attend toujours l'évaluation du tournant budgétaire des années 90, ne serait-ce que sur la maîtrise des dépenses de santé puisque c'était le seul objectif clairement explicité. Il est vrai que la crise du Covid-19 a, de ce point de vue, explosé les compteurs sans remettre en cause l'orientation stratégique générale du temps d'avant.

L'ambition du juste soin est de mieux soigner pour un coût global contrôlé. La mesure de sa réussite reposera donc sur deux critères. D'une part, l'espérance de vie sans incapacité et, d'autre part, la part du produit intérieur brut (PIB) consacrée à la santé. La première devrait augmenter quand le second devrait rester stable, en supposant que l'appauvrissement ne s'impose pas dans le pays. Précisons que les dépenses de santé ne sauraient se limiter à l'objectif national des dépenses d'assurance maladie (ONDAM) et qu'il faut y ajouter, d'emblée, la part consacrée à la compensation des dépendances et des invalidités afin que l'évaluation porte sur l'ensemble des déterminants de la santé et non sur tout ou partie de son morcellement. Il s'agit d'en finir avec les astuces budgétaires, qui consistent à faire croire qu'un transfert de charge est une réduction de coût. La concurrence pour s'accaparer les moyens et repousser les dépenses qui existent entre les différents secteurs de l'offre de soins n'a que trop duré.

Au-delà de l'objectif général, qu'il convient de ne pas oublier, il importe d'expliquer les conséquences du vouloir annoncé qu'il faudra assumer. Certains mots devraient disparaître avec la fin des maux qu'ils expriment sans que l'on ait besoin de le décréter.

La mise en place du soin ajusté comme méthodologie clinique devrait faire disparaître la notion même de *soins palliatifs* comme la suppression de la barrière d'âge devrait faire disparaître celle de *soins gériatriques*. En effet, ces deux soins, prototypiques du soin ajusté, ne devraient se subsister que dans les centres de recherche clinique et avoir diffusé dans l'ensemble du système de santé au point que tout « passage » en soins palliatifs ou en gériatrie serait identifié comme un renoncement s'il n'est pas sous-tendu par une complexité ou une aporie non encore résolue par les connaissances acquises.

Cela suppose qu'*autonomie* et *dépendance* ne soient plus confondues. Cela impose que les *antécédents* soient considérés comme tels et séparés des pathologies suivies. En polymorbidité, il n'y a pas la pathologie qui intéresse le praticien ou l'unité de prise en soin à côté d'antécédents fourre-tout mais des antécédents datés et des pathologies et des problèmes à résoudre éventuellement consécutifs.

D'autres mots utilisés témoignent, eux aussi, des dysfonctionnements du système. Comment peut-on encore, en 2020, parler de *placement* en structure quand ce terme devrait être réservé aux hospitalisations sous contrainte ? Même en psychiatrie, ce mot témoigne d'un passé révolu. Pourra-t-on toujours parler de *cas sociaux* ou de *bed-bloqueurs* ? N'est-ce pas poursuivre la séparation du médical et du social que de désigner, souvent avec mépris, les patients relevant d'une problématique de devenir ? En vérité, chacun le sait, il existe bien une continuité entre les pathologies et les dépendances, qu'il faut compenser, et aucun malade ne bloque volontairement un lit. Tout au plus, c'est lui qui se trouve bloqué par l'absence de solution rendant possible le maintien de sa santé en un autre lieu.

Au-delà encore, la politique du juste soin ne pourra pas ne pas interroger les dispositifs existants, tels que les *hôpitaux de jour*, les *équipes mobiles*, les *hospitalisations à domicile* et autres dispositifs hospitalo-centrés qui drainent vers eux l'essentiel des moyens disponibles, sans pour autant être mesure d'assurer le suivi-accompagnement continu de l'ensemble des malades. Sans les condamner, ni nier leur nécessité coûteuse dans l'organisation actuelle, il s'agira d'apprécier leur intérêt au-delà de la couverture d'une certaine zone géographique déterminée et au-delà des malades qui, ayant les bons critères, auront pu avoir la chance de passer par ces dispositifs.

Enfin et surtout, Il faudra s'assurer que la réduction des possibilités de vie ne soit plus la règle en cas de maladie mais, au contraire, que tout soit mis en œuvre pour qu'elles puissent être restaurées ou maintenues sans être niées. C'est ainsi que les patients ne subiront plus les soins mais qu'ils en bénéficieront.

CHAPITRE 5

# Conclusion

Le soin ajusté ne séduit pas et déçoit par sa simplicité. Certains s'étonneront que ce ne soit pas comme cela que l'on soigne dans un système qui a la prétention de l'excellence. Mais le soin ajusté ne s'appuie sur aucun bluff technologique et ne promet aucun profit sinon, sans dépenses excessives, celui du meilleur bien-être possible pour les malades et l'ensemble de la population. Il repose, en vérité, sur la mise en pratique de principes toujours énoncés dans les discours et toujours ignorés dans les faits.

La politique du juste soin est celle de la meilleure santé possible pour tous, toujours et partout, incluant les soignants qui ont vu leurs conditions de travail se dégrader en même temps que la baisse de la qualité des soins. Cela impose d'accepter la notion de santé telle qu'elle est définie par l'Organisation mondiale de la santé (OMS), d'en cerner les aspects médico-sociaux et d'organiser l'usage des moyens disponibles pour qu'elle devienne l'objectif à atteindre et non pas l'évocation d'un monde meilleur à venir. Pour ceux qui n'auraient pas compris, il ne s'agit plus de réduire les dépenses pour faire des économies mais d'améliorer le soin en l'ajustant pour faire des économies, étant entendu qu'une bonne dépense est toujours économiquement rentable et que la santé de tous est un bien désirable.

La conduite d'un projet construit pour et avec le malade en est la clé de voûte. L'usage des compétences disponibles y est clairement défini, laissant à chaque professionnel le soin de s'inscrire dans l'offre de soins à la place qui lui semblera la meilleure pour exercer ses talents et trouver son épanouissement.

La notion de médecin généraliste y retrouve la place centrale puisque celui-ci est, par choix stratégique, le seul à disposer des leviers nécessaires à l'accompagnement d'une personne dans une globalité qui ne soit pas totalisante. À l'hôpital, en clinique et en ville, c'est à lui que doit revenir le soin de construire la stratégie la plus profitable à la santé des patients qui lui réclament ses compétences.

Loin d'être seul, il devra pouvoir s'appuyer sur les données de santé du patient, rendues accessibles, et engager tous les soins nécessaires en mobilisant les ressources d'une offre de soins élargie en compétence et en disponibilité. Les soins cadencés, les actes diagnostiques et thérapeutiques, les ressources médico-sociales et les espaces de soins courants doivent lui permettre d'assurer la prévention, le dépistage, l'éducation thérapeutique et, bien sûr, le suivi-accompagnement des malades au plus près de leurs préoccupations quotidiennes et de leurs choix explicites.

Malgré son apparente simplicité, le juste soin est une transformation radicale du système de santé. Plutôt que d'éloigner du patient les connaissances acquises, il s'agit de les apporter à son chevet, au plus près des réalités de sa vie concrète et de ses aspirations, de ce qui fait que, pour lui, sa vie sera ou non vécue dans la dignité. Les spécialités d'appareils existeront toujours, mais elles deviendront, dès lors, des endroits d'expertise et de recherche reconnus et sollicités comme tels. Débarrassées des contraintes de la polymorbidité, elles pourront mieux exploiter leurs capacités de recherche spécialisée et fournir des connaissances éprouvées, sans pour autant se croire obligées de les imposer comme des règles absolues et normatives.

La hiérarchisation des problèmes posés et la conduite de leur résolution pourront, dès lors, être l'art médical par excellence sanctionnant un niveau d'études élevé.

L'obligation de prescrire à l'objectif, l'accès garanti aux données des patients, une offre de soins réorganisée autour de compétences paramédicales et médico-sociales élargies et consolidées permettront aux soins d'être ajustés, aussi bien aux besoins du patient qu'à l'exigence d'une juste économie de moyens.

On parle bien de juste soin.

## Structures éditoriales du groupe L'Harmattan

**L'Harmattan Italie**
Via degli Artisti, 15
10124 Torino
harmattan.italia@gmail.com

**L'Harmattan Hongrie**
Kossuth l. u. 14-16.
1053 Budapest
harmattan@harmattan.hu

---

**L'Harmattan Sénégal**
10 VDN en face Mermoz
BP 45034 Dakar-Fann
senharmattan@gmail.com

**L'Harmattan Cameroun**
TSINGA/FECAFOOT
BP 11486 Yaoundé
inkoukam@gmail.com

**L'Harmattan Burkina Faso**
Achille Somé – tengnule@hotmail.fr

**L'Harmattan Guinée**
Almamya, rue KA 028 OKB Agency
BP 3470 Conakry
harmattanguinee@yahoo.fr

**L'Harmattan RDC**
185, avenue Nyangwe
Commune de Lingwala – Kinshasa
matangilamusadila@yahoo.fr

**L'Harmattan Congo**
67, boulevard Denis-Sassou-N'Guesso
BP 2874 Brazzaville
harmattan.congo@yahoo.fr

**L'Harmattan Mali**
ACI 2000 - Immeuble Mgr Jean Marie Cisse
Bureau 10
BP 145 Bamako-Mali
mali@harmattan.fr

**L'Harmattan Togo**
Djidjole – Lomé
Maison Amela
face EPP BATOME
ddamela@aol.com

**L'Harmattan Côte d'Ivoire**
Résidence Karl – Cité des Arts
Abidjan-Cocody
03 BP 1588 Abidjan
espace_harmattan.ci@hotmail.fr

---

## Nos librairies en France

**Librairie internationale**
16, rue des Écoles
75005 Paris
librairie.internationale@harmattan.fr
01 40 46 79 11
www.librairieharmattan.com

**Librairie des savoirs**
21, rue des Écoles
75005 Paris
librairie.sh@harmattan.fr
01 46 34 13 71
www.librairieharmattansh.com

**Librairie Le Lucernaire**
53, rue Notre-Dame-des-Champs
75006 Paris
librairie@lucernaire.fr
01 42 22 67 13

www.ingramcontent.com/pod-product-compliance
Lightning Source LLC
LaVergne TN
LVHW051407061026
849535LV00009B/3405